Caren Totzauer

Dem Schicksal ein Schnippchen schlagen

Krankheitsbewältigung

bei Querschnittslähmung

und

chronischen Erkrankungen

Inhalt

Vorwort

Dieses Buch ist aus den Vorträgen entstanden, die ich zum Thema Krankheitsbewältigung in Kliniken, Pflegeheimen und Selbsthilfegruppen gehalten habe. Die Intension bei den Vorträgen wie auch für dieses Buch ist, den Patienten und den Angehörigen ein Verständnis für die Krankheitsbewältigung zu vermitteln. Im theoretischen Teil werden zudem noch deren Phasen und Einflussfaktoren beleuchtet.

Der praktische Teil macht den größten Teil des Buches aus. Dies sind vor allem Strategie-Tipps für Betroffene selbst wie auch für deren Angehörigen, Ärzte, Pflegepersonal, Therapeuten und Umwelt, die es ihnen ermöglichen, besser und vielleicht auch schneller sowie entspannter mehr Lebensqualität zu erreichen.

Ein weiterer Schwerpunkt ist zudem die psychologische Beratung und Psychotherapie, die bei der Krankheitsbewältigung unterstützend eine große Hilfe sein kann.

Warum gerade ich dieses Buch schreibe? Ganz einfach: ich bin nicht nur selbst Betroffene, sondern auch Angehörige (eines nach Schlaganfall chronisch erkrankten Partners) sowie als Heilpraktiker für Psychotherapie/Hypnosetherapie mit dem Schwerpunkt Unfall-/Krankheits- und Krisenbewältigung fachlich qualifiziert vertraut.

Ich habe das Glück gehabt, eine „alten Hasen“ an meiner Seite zu haben, der mir bei allen Fragen Rede und Antwort gestanden hat. Diese Unterstützung und mein Sport haben mir sehr geholfen, dass ich mit meiner Situation besser und vor allem schneller klargekommen bin. Dadurch habe ich für mich schließlich erkannt, dass ich ohne meine Querschnittslähmung einige Chancen im Leben nie erhalten hätten. Vor allem hätte ich wohl niemals bei einer Weltmeisterschaft teilgenommen, und dabei den 3. Platz beim Rollstuhlcurling sowie den 1. Platz als

Behindertensportlermanschaft des Jahres 2009 erreicht. Sonst hätte ich auch nie die Ausbildung zum Heilpraktiker für Psychotherapie und Hypnosetherapie gemacht. Alles in allem habe ich für mich das Beste aus dieser Situation gemacht und Zufriedenheit im Leben gefunden. Dabei hat mich mein Mann immer sehr unterstützt, wofür ich ihm sehr dankbar bin.

Caren Totzauer

Theoretischer Teil

Krankheitsbewältigung

Wenn ein Unfall oder eine schwere Erkrankung das Leben von heute auf morgen plötzlich komplett verändert, so ist das nicht nur ein tiefer Einschnitt im Alltag, sondern vor allem auch ein Angriff auf den Lebenssinn und die Lebensqualität. Nichts ist mehr so, wie es noch vor ein paar Tagen war.

Bei der Krankheitsbewältigung geht es daher vor allem darum, diese Herausforderung zu meistern, ohne daran zu zerbrechen. Dabei hat jeder seine eigene persönliche Strategie und es gibt kein allgemeingültiges Patentrezept.

In diesem Buch werden Sie vieles über die theoretischen und praktischen Aspekte der Krankheitsbewältigung erfahren. So ganz ohne Theorie geht es eben leider nicht, aber im praktischen Teil erhalten Sie dafür von mir dann viele Strategietipps, die Sie als Betroffener, Angehöriger, Freund, Therapeut, Pflegepersonal umsetzen können, um wieder zu mehr Lebensqualität zurückzufinden und sich mit der Krankheit und der neuen Lebenssituation gut arrangieren zu können.

Wir merken leider oftmals erst dann wirklich, was uns unsere Gesundheit bedeutet, wenn wir sie nicht mehr haben. Aber was ist eigentlich Krankheit?

Definition von Krankheit

Die alte Definition der WHO (Weltgesundheitsorganisation) bezüglich Krankheit war: „Krankheit ist als Abwesenheit von Gesundheit.“ Mittlerweile hat die WHO die Definition überarbeitet, sodass diese nun wie folgt lautet:

„Gesundheit ist der Zustand völligen körperlichen, seelischen und sozialen Wohlbefindens.“

Eine Krankheit ist damit also eine Störung des

- körperlichen,
- seelischen oder
- sozialen

Wohlbefindens. Also eine Abweichung von der (gesunden) Norm.

Eine Krankheit beeinträchtigt durch seine Symptome und deren Auswirkung die Lebensqualität des Betroffenen in einem individuellen Maß und steht damit oft gleichbedeutend für Schwäche, Leid und Not.

Ursachen von Erkrankungen

Krankheiten und auch Querschnitte werden in akute und chronische Krankheiten unterteilt. Egal um welche Form der Erkrankung es sich handelt, es hat eine ungünstige Auswirkung auf die psychische Verfassung des Betroffenen und deren Angehörigen.

Akute Krankheiten

Als akute Krankheiten bezeichnet man Erkrankungen, die abrupt entstehen wie durch einen Unfall, einen Herzinfarkt, einen Schlaganfall oder ähnliches. Diese sind zwar im ersten Moment schlimm, haben aber in Bezug auf die Krankheitsbewältigung die bessere Prognose.

Chronische Krankheiten

Zu den chronischen Krankheiten zählt man Erkrankungen, die angeboren sind (z.B. ein Gendefekt), Infektionen, Autoimmunerkrankungen, Tumore, degenerative Veränderungen und sonstige schleichende Defekte. Diese entwickeln sich über einen längeren Zeitraum von mehreren Monaten oder sogar Jahren. Oftmals ändert sich der Zustand immer wieder. Wird der Zustand schleichend stetig schlechter, spricht man von einer Progredienz. Vor allem wenn sich der Erkrankte wieder aufgerafft hat und sich der Zustand wieder verbessert hat, und es dann zu einer erneuten Verschlechterung kommt, ist dies sehr belastend für alle und hat bei der Krankheitsbewältigung die schlechtere Prognose.

Bei den angeborenen chronischen Erkrankungen kann man sagen, dass die Betroffenen von Anfang an lernen, mit der Erkrankung umzugehen. Hierbei ist die Krankheitsbewältigung für die Angehörigen der schwerere Part.

Konfrontation mit der Erkrankung

Durch die Konfrontation mit einer erschreckenden Diagnose, die man erstmal begreifen muss, stürzt man oft in eine tiefe Lebenskrise, denn das Leben, wie es bisher ist, wird auf den Kopf gestellt. Nichts ist mehr so, wie es gestern noch war. Alles was wir als selbstverständlich, vertraut und ausführbar kannten, muss nun neu geprüft und bewertet werden. Es muss neu Bilanz gezogen werden, neue Wege und Ziele angestrebt werden. Das alte Weltbild wird komplett verschoben.

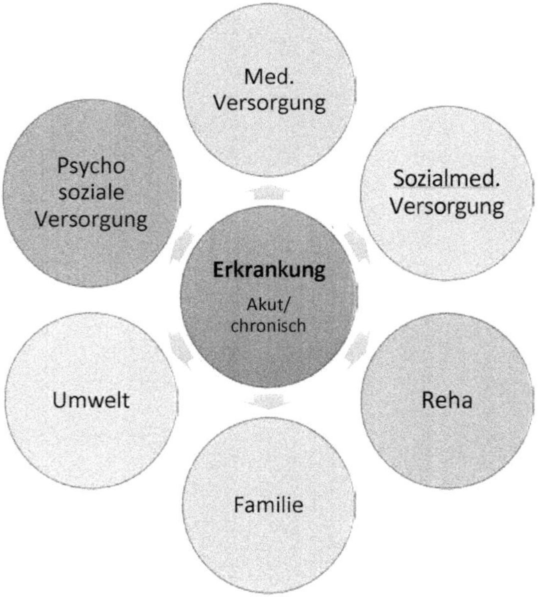

Wir bekommen oftmals von Ärzten nur eine Diagnose an den Kopf geknallt, eventuell werden uns noch die Befunde erklärt und manchmal auch das weitere Vorgehen. Dann erfolgen fallweise Operationen, Therapien, Anwendungen, Medikamentengaben und andere Dingen. Alles das wird aber mit uns gemacht, ohne dass wir es wirklich beeinflussen können.

Was aber ist mit unserem Innenleben, wer denkt denn daran, wie wir uns dabei fühlen? Wir sind zum Nichtstun verdammt, müssen alles passiv über uns ergehen lassen und haben tausend Gedanken in unserem Kopf! Wo bitte ist da der Knopf zum Abschalten?

Der Schock ist groß und uns sowie unseren Angehörigen gehen unzählige Fragen durch den Kopf:

- Warum gerade ich?
- Kann das wirklich sein?
- Wie geht es weiter?
- Welchen Sinn hat das Leben jetzt noch?
- Was kann ich tun?
- Wer kann mir helfen?
- Welche Therapiemethoden gibt es?
- Gibt es Chancen auf Heilung?
- Wie soll ich meine Familie ernähren?
- Kann ich mein Job noch ausüben?
- Muss ich umziehen?
- Werde ich ein Pflegefall werden?
- Werde ich anderen nun zur Last fallen?
- Kann ich noch so weiterleben wie bisher?
- Wie reagieren mein(e) Lebenspartner, Familie, Freunde und Umfeld auf die Situation?
- Wie kann ich meinen Körper akzeptieren, wenn ich ihn nicht mehr spüre bzw. kontrollieren und lieben kann?

Was gerade für frischverletzte Querschnitte sehr belastend ist, ist, dass man ersteinmal die Intimsphäre komplett abgeben muss. Denn die Blasen- und Mastdarmkontrolle ist in den meisten Fällen gestört und muss vom Pflegepersonal zu Anfang meist komplett übernommen werden. Das ist oftmals sehr beschämend. Auch muss man lernen für vieles/alles um Hilfe zu bitten.

Veränderung ist immer ein Abschied von etwas Vertrautem, und der Neuanfang macht uns Angst. Je größer die Veränderung ist, desto schwieriger scheint es. Der Verlust der Körperkontrolle ist mit dem Verlust eines geliebten Menschen gleichzusetzen und bedarf daher auch einer echten Trauerarbeit.

Folgen schwerer Krankheiten

Eine schwere Erkrankung bedeutet zunächst einmal eine extreme geistig-seelische Ausnahmesituation. Plötzlich ist alles anders, nichts ist mehr so wie davor. Alles was wichtig war, wird auf einmal unwichtig. Viele Fragen, Gedanke und Emotionen beschäftigen uns und machen uns Angst. Wut, Verzweiflung und Hilflosigkeit breiten sich aus.

Die Immobilität hat Folgen in den Bereichen:
Körperliche/physiologische Folgen

- Verringerung der Muskelmasse und -tonus
- Verringerung der körperlichen Fitness
- Abnahme der Beweglichkeit
- Thromboseneigung
- kardiovaskuläre Probleme
- Harn- und Stuhlinkontinenz
- und vieles mehr

Psychische Folgen

- Rückzug
- Angst
- Hilflosigkeit
- Depression

Soziale Folgen

- Rückzug
- Bruch des sozialen Umfeldes und Beziehungen

Mit Mobilität ist eben nicht nur die körperliche gemeint, sondern auch:die geistig-emotionale sowie die sozialen Mobilität:

- **Körperliche Mobilität:**
  sich frei zu bewegen und an den grundlegenden Aktivitäten des täglichen Lebens teilzunehmen.

- **Geistig-emotionale Mobilität:**
  die Möglichkeit, sich geistig und gefühlsmäßig auszudrücken

- **Soziale Mobilität:**
  die Möglichkeit, sich in den verschiedenen Gesellschaften zu bewegen

Ganzheitlich gesehen bedeutet Krankheit ein Ungleichgewicht von Körper und Seele.

Oftmals wird unterschätzt, dass eine schwere Krankheit nicht nur körperlich und kognitiv, sondern vor allem auch emotional verarbeitet werden muss. Diese Anpassungsleistung zu vollbringen, bedarf einiger Arbeit, und sollte neben den Standardtherapien (wie Physio, Ergo und ähnlichen) ausnahmslos bei jedem Patienten als Psychotherapie mit angeboten werden. Denn nur mit dieser Unterstützung kann der Patient wirksam lernen, sich mit der neuen Lebenssituation zu arrangieren. Wie der Einzelne individuell damit umgeht und wie schnell er dies lernt und verarbeitet, hängt jedoch von vielen Faktoren ab.

Beim Querschnitt werden dabei in folgende Phasen durchgemacht:

- Akute Phase
- Liege-Phase
- Mobilisierungs-Phase

Akute Situation

In der akuten Situation ist der Patient in der Regel im Krankenbett und dort vor allem mit Folgendem beschäftigt:

- Operationen
- Intensivstation
- Umgang mit Schmerzen
- Zeitraubende Therapien
- Anpassung an die neue körperliche Situation

Zu dem Zeitpunkt begreift der Patient meist noch nicht wirklich, dass die Lähmung und die damit verbundenen Einschränkungen eventuell endgültig sein könnten. Oftmals wird die Hoffnung auf Besserung sogar noch durch vage Aussagen von Ärzten geschürt.

Liegephase

In der Liegephase befindet sich der Patient meist schon im Querschnittszentrum und hat ersten Kontakt zu Mitpatienten, welcher für viele Betroffene am schwersten auszuhalten ist. Er wird mit der eigenen Situation immer mehr konfrontiert und muss sich damit auseinandersetzen. Dem Patienten wird unmissverständlich klar, dass er momentan der passive Teil des Ganzen und auf Hilfe von anderen zwingend angewiesen ist. Dies betrifft neben der kompletten Körperpflege, dem Blasen- und Mastdarmmanagement auch manchmal die Grundversorgung mit Essen und Trinken. Manche brauchen sogar bei so banalen Dingen wie Kratzen oder Naseputzen eine helfende Hand. Dabei entstehen unweigerlich folgende Gefühle und Gedanken:

- Hilflosigkeit
- Abhängigkeit
- Selbstzweifel
- Minderwertigkeit
- Verlust der Intimsphäre
- Unwissenheit
- Realisierung des Verlustes der Beweglichkeit und der Empfindung
- Sinn-/Wertlosigkeit bis hin zu Suizidgedanken

Diese Phase dauert manchmal sehr lange, vor allem sehr viel länger als vom Betroffenen erhofft und angenommen, und ist auch deshalb nur sehr schwer zu ertragen. Dazu kommt, dass der Patient aus seinem gewohnten Umfeld herausgerissen und von allem isoliert wurde, was ihm bisher wichtig war und ihm in seinem Leben Halt gegeben hat. Dazu zählen Familie, Partner, Kinder (bei kleinen Kinder ist es besonders schwer), Freunde sowie das berufliche und häusliche Umfeld.

Mobilisierungsphase

In der Mobilisierungsphase darf der Patient endlich die passive Rolle aufgeben und wird nach und nach in ein selbstbestimmtes Leben zurückgeführt. Dabei arbeiten die Therapeuten eng mit den Ärzten, dem Pflegepersonal und der Familie zusammen. In dieser Phase kommt es ganz entscheidend darauf an, den Patienten zu motivieren und aktivieren, damit dieser beginnt, sich der neuen Herausforderung mit Wille und Kraft zu stellen. Es wird die Zeit der vielen kleinen Fortschritte, die am besten auch immer notieren werden sollten, um in Zeiten von Rückschlägen darauf zurückblicken zu können, was bereits alles geschafft wurde, und so die Motivation stets hochzuhalten.

Soziale Anpassung

Zur Bewältigung der Behinderung muss das Unfallereignis auch seelisch verarbeitet werden. Der Patient sollte lernen, mit seinen neuen und veränderten Gefühlen umgehen zu können und für sich den Sinn wiederzufinden. Dabei muss er sich auch sozial neu anpassen. Dabei stellen sich oft so Fragen wie:

- Wie definiere ich mich/meine Rolle jetzt in der Familie, am Arbeitsplatz, in der Gesellschaft?
- Was kann ich überhaupt noch machen?
- Kann ich mein Job, Hobby, Interessen noch nachgehen?
- Wird mein soziales Umfeld mich unterstützen?
- Welche Ressourcen habe ich?
- Wie kann ich die Ressourcen nutzen?

- Wie kann ich mit meiner neuen Situation mich neu definieren?

> ***„Ein Mensch bewältigt nicht nur das Negative, sondern er verwirklicht auch aktiv das Positive: sein Wohlbefinden, sein Lebensziel, einen Traum, gute Beziehungen, die Entfaltung seiner Persönlichkeit, das Wachstum oder das persönliche Potential. Die Orientierung an der Bewältigung übersieht die andere Seite des Lebens."***
>
> *(Oda Medizinsoziologe 2001)*

Sinnhaftigkeit des Lebens

Manchmal kann eine Krankheit auch eine echte Chance sein. Das mag zwar im ersten Moment zynisch klingen und schwer vorstellbar sein, aber es kann wirklich dazu kommen. Am Ende des Buches werden Sie vielleicht zu dem Schluss kommen, das es auch für Sie oder Ihrem Angehörigen eine Chance gewesen sein kann.

Unsere Gesundheit schätzen wir ja meist erst, wenn sie nicht mehr vorhanden ist. Leider gehen wir mit ihr allzu oft zu lasch und zu leichtsinnig um. Erst durch eine Erkrankung oder einen Unfall kommen wir ins Nachdenken und erkennen, dass wir vielleicht doch zu viel Raubbau an unserem Körper oder unserer Seele betrieben haben. Vom ständigem Streben nach „größer, besser, weiter, mehr…" abgelenkt, hatten wir ganz vergessen, auf uns selbst und auf unsere so wertvolle Gesundheit zu achten. Doch nun, wenn unser Leben von heut auf morgen völlig umgekrempelt wurde, wird uns wieder bewusst, was uns wirklich wichtig ist. Wir fangen an, uns neu zu orientieren.

Wenn die Situation überschaubar wird, also dem Patienten verständlich und nachvollziehbar erscheint, ist ein wichtiger Schritt vollzogen. Erst mit dem Gefühl, dass die Situation beherrschbar wird und der Überzeugung des Betroffenen, diese schwere Lebensaufgabe meistern zu können, kann sich die Lebensfreude wieder einstellen. Er hat das Gefühl zurück, dass das Leben wichtig ist – der Sinn des Lebens!

Kann Krankheit nicht auch ein Signal sein,
das uns auffordert, etwas zu verändern?
Dass etwas verändert werden sollteng!?

Vielleicht können wir uns künftig mehr auf das konzentrieren, was uns Freude bereitet oder Erfüllung bringen kann?! Also weniger auf das, was uns auf Dauer unsere Kräfte raubt und uns überfordert oder uns emotionalen Schmerz zufügt?!

- Welche Aufgaben sollten wir besser abgeben/ delegieren?
- Welche Verpflichtungen und Fremdbestimmungen sollten losgelassen werden?
- Wie kann ich mir eingestehen, Hilfe zu brauchen?
- Wie können wir uns helfen lassen?
- Soll das eigene Wohl in den Vordergrund gerückt werden?

Je erfolgreicher wir die neue Situation positiv annehmen,
umso eher werden wir es schaffen,
ein erfülltes Leben mit der Erkrankung zu haben.

Phasen der Krankheitsbewältigung

Erkrankungen, die zu einer grundlegenden Veränderung der Lebensweise führen, wie z.B. Querschnitt, Schlaganfall, MS, Parkinson, Krebs, uvm. durchlaufen bestimmte Phasen der Krankheitsbewältigung, die die gleichen sind, wie bei der Trauerbewältigung oder die des Strebens (von Kübler-Ross beschrieben). Diese Phasen sind:

- **Schock** und **Fassungslosigkeit** mit **Verleugnung**
- **Intensive Gefühle**: Ärger und Schuldzuweisung
- **Verhandeln**: Feilschen um Gesundung
- **Depression**, Niedergeschlagenheit und Rückzug, evtl. Suizidgedanken
- **Akzeptanz**, wenn es gut läuft

Bei der Verarbeitung von Erkrankungen und Krisen kommt zwischen der depressiven Phase und der Akzeptanz noch die Phase des Handelns dazu. Es ist dabei wichtig, auch die kleinsten Schritte wertzuschätzen, denn um ein Ziel zu erreichen, muss letztlich immer nur ein Schritt nach dem anderen gemacht werden. Selbst der Mount Everest wird nur durch die Folge vieler kleiner Schritte bestiegen.

Leider ist der Untergrund nicht auf der gesamten Strecke gleich fest, sodass man gelegentlich auch mal abrutscht und ein Stück zurückfällt. Wichtig ist dabei, nach dem Fallen nicht liegenzubleiben, sondern wieder aufzustehen und weiterzulaufen!

Das Modell von Kübler-Ross gilt für die Angehörigen genau gleich wie für die Betroffenen, denn auch sie müssen sich von dem alten Leben mit ihrem Partner/Familienangehörigen verabschieden und individuell nach ihren Verarbeitungsmechanismen die einzelnen Phasen durchlaufen.

Je erfolgreicher wir die neue Situation positiv annehmen, umso eher werden wir es schaffen, ein erfülltes Leben mit der Erkrankung zu haben.

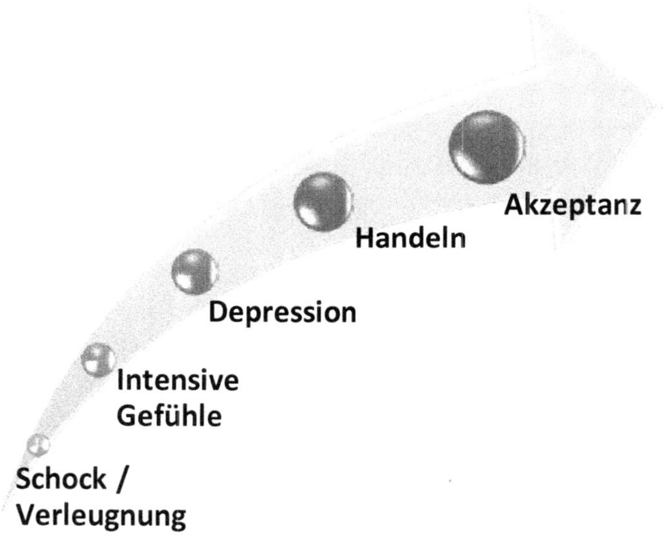

Für die Auseinandersetzung mit einer Erkrankung gibt es ganz typische Reaktionsweisen:

Schock/Verleugnung

Der Patient reagiert auf den Querschnitt/die Erkrankung nicht nur körperlich, sondern auch seelisch geschockt und die emotionalen Folgen sind sehr unterschiedlich. Dies geht von Wut, Trauer, Verzweiflung bis hin zu Resignation (Verbitterung, Wertlosigkeit, Suizidgedanken). Diese Reaktion kann sich dann wiederum auch körperlich widerspiegeln, in Form von Schlafstörungen, Kraftlosigkeit, Niedergeschlagenheit, Müdigkeit, Appetitlosigkeit und vielem mehr. All dies ist ein Zeichen für psychisches Ungleichgewicht.

Verleugnung („nicht wahr haben wollen“)

Fast ausnahmslos kommt es zunächst zur Verleugnung der Krankheit oder Behinderung. „Das kann nicht sein, dass ich Krebs habe!“, „Ich werde bestimmt bald wieder laufen können!“, „Die haben sich sicherlich getäuscht, ich habe keine MS, das muss was anderes sein!“. Leider kann es dabei sogar so weit kommen, dass die Behandlung verzögert oder gar verweigert wird. Dabei handelt es sich nur um einen natürlichen Schutzmechanismus, um der harten Realität nicht ins Auge schauen zu müssen.

Hilfe in dieser Phase

In dieser Phase brauchen die Patienten
menschliche Wärme,
Verständnis und Verlässlichkeit in
sozialen Beziehungen.
Dies bringt nicht zuletzt auch wieder eine
gewisse Ordnung in den Kopf.

Intensive Gefühle

„Warum gerade ich?" … in dieser Phase kommt es zu starken Gefühlen von Wut, Trauer sowie Hoffnungslosigkeit, und man hadert mit Gott und der Welt. Oftmals lässt man seine Wut dann unbegründet an den Bezugspersonen (Familie oder Pflegepersonal) aus, die sich durchaus in Form von Vorwürfen, Kritik oder gar Beleidigungen äußern kann. Die Patienten wirken oft ungeduldig, gereizt, uneinsichtig oder können sehr ungerecht werden. Dieses Verhalten darf von den Bezugspersonen nicht persönlich genommen werden, denn die Aggression gilt in Wirklichkeit nur der Krankheit, nicht der Bezugsperson.

Hilfe in dieser Phase

Die Patienten brauchen jetzt trotz des ablehnenden Verhaltens viel Geduld, Verständnis und dauerhafte menschliche Ansprache. Dies können vor allem der Partner, die Familie und die Freunde leisten. Aber natürlich ist es alles andere als einfach, all dies als Angehöriger auszuhalten.

Zu geeigneten Strategien für Angehörige kommen wir daher später noch.

Depression

Bei dem ganzen Gefühlschaos kommen auch immer wieder Fragen und Zweifel bezüglich des Selbstwerts auf. „Bin ich noch ein vollwertiger Mensch?", „Ich spüre Teile meines Körpers nicht mehr, geschweige denn dass mein Körper mir noch gehorcht – wie soll ich mich so selbst lieben, oder gar andere?". So oder ähnlich denken die Betroffenen nun ständig.

Durch die Funktionseinschränkungen, körperlichen Veränderungen, Schmerzen, Rollenwechsel (ggf. Verlust der Versorgerrolle) wird das Selbstwertgefühl deutlich reduziert und der Patient wird verletzlicher. Nicht zuletzt der Umstand, dass man in der ersten Zeit seine Intimsphäre komplett abgeben muss, führt beim Patienten zu negativen und ungewollten Gefühlen der Abhängigkeit, Hilflosigkeit und Wertlosigkeit.

Der Patient fordert Hilfe, kann sie aber dann meist emotional nicht annehmen, was zu weiterer Frustration und sozialem Rückzug führt. Im schlimmsten Fall kann es dann sogar zu Suizidgedanken kommen, wenn sich im Kopf des Patienten die Meinung verfestigt, dass ein solches Leben so nicht mehr lebenswert ist. Hier ist schnelle professionelle Hilfe nötig.

Angehörige haben in dieser Phase Probleme mit der eigenen Überforderung:

- wegen der Sorgen, die er sich um den Patienten macht
- weil er dem Patienten helfen will, aber nicht kann
- weil er die Launen des Patienten auszuhalten hat
- weil Fragen zu den besten Behandlungsmethoden zu klären sind
- aufgrund von Auseinandersetzungen mit Versicherungen, Behörden, etc.

Hilfe in dieser Phase

Was der Patient jetzt vor allem braucht, ist viel Verständnis und Verlässlichkeit in menschlichen Beziehungen. Die Depression ist eine Reaktion auf die Erkrankung/den Querschnitt, gehört zur Krankheitsbewältigung dazu und sollte akzeptiert werden. Der Patient braucht nun mehr denn je das sichere Gefühl der Zugehörigkeit zu seinen Angehörigen.

Handeln

In der Phase des Handels übernimmt der Patient wieder Stück für Stück selbst die Aktivität und kommt ins Handeln. Er setzt sich mehr und bewusster mit der Erkrankung auseinander und hat entschieden, sein Leben selbst wieder in die Hand zu nehmen. Dazu gehört auch, dass er anfängt, sich über seine persönlichen Möglichkeiten und Perspektiven trotz seiner Einschränkung zu informieren. Ihm wird (wieder) klar, welche Interessen er hat und welche Dinge er gerne einmal ausprobieren möchte. Dabei sind Sport und Reisen, aber vor allem auch der Beruf im Fokus. Es ist die Zeit des Austestens der eigenen Möglichkeiten und Grenzen.

Hilfe in dieser Phase

In dieser Phase ist es besonders ratsam, den Patienten mit „alten Hasen", also Patienten, die dieses oder ähnliches auch schon durchgemacht haben, zusammenzubringen. Dabei kann der Neupatient alle Fragen rund um das Leben mit dem Querschnitt oder der Erkrankung loswerden.

Akzeptanz

Ob es wirklich zu einer Akzeptanz der Erkrankung/des Querschnitts kommt, ist von vielen Dingen abhängig und wird leider auch nicht von allen Patienten erreicht. Es geht hauptsächlich darum, sich als Betroffener mit den praktischen Besonderheiten der Querschnittslähmungw/der Erkrankung zu arrangieren.

Und selbst wenn man sich arrangiert hat, heißt das nicht, das immer alles „Friede, Freude, Eierkuchen" sein wird. Eine solche Behinderung oder Erkrankung verläuft immer wieder in Phasen, das heißt, mal geht es einem besser und mal wieder schlechter. Wirklich schlimm wird es dann, wenn es zu einem echten Rückschlag kommt, eine neue Diagnose dazukommt oder sich Folgeerkrankungen herausstellen, vor allem, wenn dies zu langen Liegezeiten führt.

Phasendurchlauf

Diese einzelnen Phasen der seelischen Verarbeitungen müssen nicht zwangsläufig und bei jedem genau in dieser Reihenfolge durchlaufen werden. Zudem wird es Phasen geben, die sich wiederholen, sodass der Patient bestimmte Zeiten mehrmals durchleben muss. Auf der anderen Seite kann es durchaus vorkommen, dass eine Phase auch komplett übersprungen wird. Wichtig ist bei der Wiederholung, dass man in der gegenwärtigen Phase nicht steckenbleibt, sondern wieder in eine andere Phase übergeht. Da jeder Patient individuell ist, gibt es zudem keinerlei allgemeingültige Zeitvorgaben, wie lange der Patient für das Passieren jeder einzelnen Phasen braucht.

Wichtig in allen Phasen ist, sich Zeit zu nehmen und sich in Geduld zu üben. Ich weiß selbst, wie schwer dies ist, aber etwas anderes bleibt einem sowieso nicht übrig.

Denken Sie immer daran, egal in welcher Phase Sie sind, gut mit sich umzugehen und sich nicht unter Druck setzen zu lassen oder selbst zu hetzen, denn sonst ist der Frust vorprogrammiert.

Zur Veranschaulichung:
Zu vergleichen ist der Weg durch die Phasen mit einem Pfad auf einen Berg. Jeder Bergsteiger geht den für Ihn richtigen Weg. Und wider Erwarten wird auch nicht ausschließlich bergauf gegangen, sondern manchmal muss man wieder ein Stück bergab umkehren, um dann eine individuell bessere Strecke zum Gipfel zu finden. Auch ist der Untergrund nicht immer der gleiche, und es kann auf rutschigem Untergrund vorkommen, dass man wieder einen ½ Schritt zurückrutscht. Ähnlich einem Schritt auf einen Geröllhaufen. Wichtig ist, stets das Gleichgewicht zu halten und immer wieder einen Schritt vor den anderen zu machen, bis das Ziel erreicht ist.

Einflussfaktoren bei der Bewältigung

Warum können manche Patienten mit der Situation besser zurechtkommen wie andere?

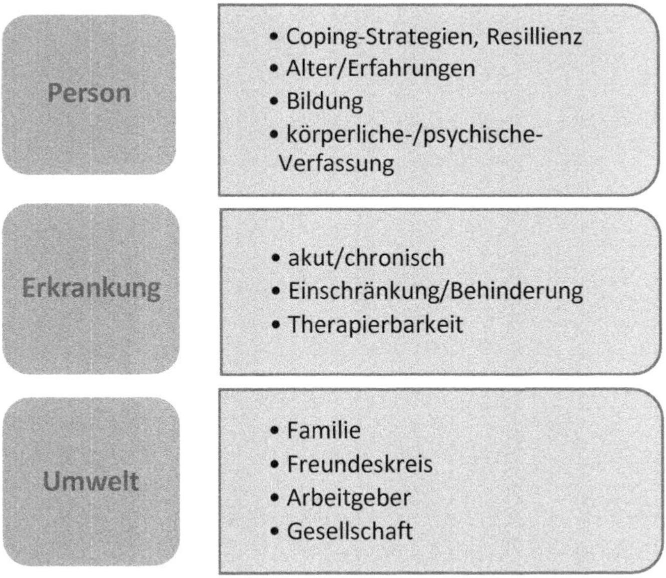

Nachfolgend möchte ich Ihnen die wichtigsten Begriffe des Schaubildes erklären…

Coping Strategien

Coping-Strategien sind Bewältigungsstrategien, die einem in schwierigen Situationen voller Stress und Angst helfen. Es sind Prozesse, die einen befähigen, erwartete oder bereits eingetretene Belastungen und Einschränkungen kognitiv, emotional und aktiv handelnd auszugleichen und zu meistern. Coping ist abhängig von den inneren Ressourcen der Person und davon, wie gut diejenige ihre Ressourcen (er)kennt, aktiviert und nutzt.

Resilienz

Resilienz ist:

- das Phänomen in Kiesen stark und positiv zu denken/ bleiben
- grundsätzlich mehr oder weniger angeboren
- Strategien des Aufbaus sind aber durchaus erlernbar
- Positive Grundeinstellung
- Akzeptanz der unabänderlichen Situationsanteile
- Blick auf das, was beeinflussbar und veränderbar ist
- Setzen und erreichen realistischer Ziele, die dann als positive Erfahrung wiederum das Selbstbewusstsein stärken

Compliance

Die Compliance ist das Arbeitsbündnis zwischen dem Patienten sowie seinen Ärzten und Therapeuten. Dies beinhaltet vor allem anderen die gemeinsame Ausarbeitung der Therapieziele. Nur wenn der Patient eine Krankheitseinsicht hat und das Ziel mittragen kann, ist er auch Willens und in der Lage, daran mitzuarbeiten. Diese aktive Therapiemitarbeit kombiniert mit konsequenter Medikamenteneinnahme und der Weiterentwicklung persönlicher emotionaler Fähigkeiten führt schließlich dazu, dass der Patienten eine gut erkennbarer Lebensqualität erreicht.

Ohne eine Compliance kann keine aktive Bewältigung erfolgen beziehungsweise annehmbare Lebensqualität erreicht werden. In diesem Fall fehlt dem Therapeuten/Arzt geradezu der Auftrag, den Patienten dabei zu unterstützen, seine Ziele zu erreichen.

Es ist wichtig, diese Compliance immer wieder zu überprüfen und gemeinsam daran zu arbeiten, diese stets hochzuhalten.

Einflussfaktor Person

- **Coping-Strategien**
  Wenn der Patient im Vorfeld schon eher ein Optimist war und immer davon ausging, dass alles gut ausgeht, so wird er mit größter Wahrscheinlichkeit auch mit der Diagnose/Erkrankung ähnlich gut zurechtkommen. Daher ist in jedem Fall zu klären, ob der Patient bereits schon einmal ähnliche Erfahrungen gemacht und entsprechende Coping-Strategien erlernt hat, die er nun sinn- und wirkungsvoll einsetzen könnte.

- **Resilienz**
  Hat der Patient eine gute Resilienz und ist eventuell aus einer vorherigen, ähnlich schlechten Situation gestärkt herausgegangen oder hat zumindest für sich festgestellt, dass man immer auch eine Wahl hat, was man aus einer Problemsituation macht, dann sind das sehr gute Voraussetzungen für eine erfolgreiche Krankheitsbewältigung.

- **Körperliche- und psychische Verfassung**
  Die allgemeine körperliche und psychische Verfassung ist nicht unerheblich. Ein Patient, der früher beispielsweise viel Sport getrieben hat und weiß, dass man immer selbst etwas tun muss, um etwas zu erreichen, wird sich eher auf den Weg machen, die Situation selbst in die Hand zu nehmen.

- **Alter**
  Auch das Alter zum Zeitpunkt der Diagnosestellung ist ausschlaggebend. Patienten, die noch jung sind, sind vom Kopf her flexibler und können oftmals mehr Energie aufbringen, um ihr Leben noch einmal neu in die Hand zu nehmen. Ältere Menschen geben doch tendenziell eher auf und lassen sich einfach nur noch versorgen beziehungsweise vegetieren vor sich hin.

- **Bildung**
  Ein weiterer wichtiger Punkt ist Bildung. Sie entscheidet mit darüber, wie gut sich der Betroffene informieren kann, wie er mit den Ärzten spricht und ob er sich im medizinischen System durchsetzen kann.

Je positiver wir die neue Situation annehmen, umso eher werden wir es schaffen, erfolgreich ein erfülltes Leben mit der Erkrankung zu haben

Einflussfaktor Erkrankung

Ob und wie ein Patient die Erkrankung/Situation bewältigt, ist abhängig von der Art, der Schwere, der Prognose und der Therapierbarkeit.

- **Art der Erkrankung/Situation/Umstände**
  Gerade die Art der individuellen Einschränkung ist bei der Krankheitsbewältigung sehr wichtig. Auch die Gründe für eine Querschnittslähmung ist nicht unwichtig. Denn besteht die Lähmung schon seit Geburt, so kommt der Patient besser damit klar, weil er damit aufgewachsen/groß geworden ist. Wird die Querschnittslähmung etwa durch eine Krebserkrankung ausgelöst, so besteht immer die Problematik und die Unsicherheit bezüglich der Metastasierung. Lähmungen die durch MS, ALS o.ä. entstehen, haben von allen Ursachen die schlechtesten Bewältigungsaussichten.

  In der Regel haben die Patienten alle einen langen Leidensweg hinter (und eben auch meist noch vor) sich. Ihre mühevoll erkämpften Zustände verschlechtern sich teilweise immer wieder und irgendwann hat so mancher Patient traurigerweise keine Energie mehr, weiterzumachen.

- **Lähmungshöhe**
  Bei akut eintretenden Querschnitten ist der erste Schock zwar groß, aber die Verarbeitung kann eher in Angriff genommen werden. Bei einem Querschnitt stellt sich in erster Linie immer die Frage nach der Lähmungshöhe, und ob die Lähmung komplett oder nur teilweise besteht. Querschnitt ist nicht gleich Querschnitt. Selbst die gleiche Lähmungshöhe bedeutet nicht, dass beide Lähmungen vergleichbar sein müssen. Jeder Mensch ist eben ein Individuum.

- **Einschränkungen/Behinderungen**
  Die individuellen Einschränkungen/Behinderungen des Patienten können entscheidend sein für den Verarbeitungsprozess, müssen es aber nicht. Es gibt Patienten, die haben nur geringe Einschränkungen, kommen damit aber schlechter zurechtkommen. Andere dagegen haben sehr viele Einschränkungen, gehen damit aber viel positiver um.

- **Therapierbarkeit**
  Auch die Therapierbarkeit ist ein wichtiger Faktor. Denn jemand der weiß, dass es keine Chance auf Heilung gibt, dem werden auch die besten und sonst wirksamsten Coping-Strategien nicht oder nur wenig helfen.

Einflussfaktor Umwelt

- **Äußere Lebensumstände**
  Eine entscheidende Frage ist natürlich, ob die äußeren Lebensumstände noch passen. Dazu zählen vor allem die eigene Wohnung, das Umfeld und die Arbeitsstelle.

- **Familie/Freundeskreis**
  Die Familie ist, zusammen mit dem Freundeskreis,

der wichtigste positive Einflussfaktor bei der Bewältigung. Denn diese tragen den Patienten im Idealfall in guten wie auch in schlechten Zeiten. Vor allem in den schlechten Zeiten, dann, wenn der Patient am liebsten einfach nur noch aufgeben möchte, ist diese soziale Einbindung und Zugehörigkeit alles.

Die wichtigsten Fragen dabei sind, ob die Bindungen aktiv bleiben oder sich sogar verstärken lassen (in schweren Situationen zusammen wachsen), wie die restliche Umwelt mit dem Patienten umgeht, und wie er (emotional, aber auch lebenspraktisch) jeweils konkret von wem gestützt und aufgefangen werden kann.

- **Wohnung**
  Schnell stellt sich die Frage ob das eigene Zuhause für die Zukunft noch nutzbar ist. Inwieweit ist die Wohnung barrierefrei? Wenn nicht, (wie) kann sie umgebaut werden oder kann zügig eine andere, besser geeignete Wohnung gefunden werden. Und die Frage der Fragen: Wer zahlt oder unterstützt finanziell den Umbau oder Umzug. Wer sind die Ansprechpartner.

- **Arbeit**
  Kann der Patient wieder seiner alten Arbeit nachgehen? Ist der Arbeitsplatz sicher und auf seine speziellen Bedürfnisse anpassbar? Denn das Ausüben einer geregelten und passenden Tätigkeit ist wichtig und gibt dem Patienten Bestätigung und Selbstvertrauen sowie das Gefühl, gebraucht zu werden.

- **Finanzielle Belastung**
  Sind durch die Erkrankung finanzielle Schwierigkeiten entstanden? Gibt es existenzielle Sorgen, weil der Hauptverdiener wegfällt, das Haus umgebaut werden muss, man gegebenenfalls umziehen muss, ein behin-

dertengerechtes Auto gekauft oder ein vorhandenes teuer umgebaut werden muss, uvm.?

Finanzielle Sorgen machen es alles andere als einfacher, sich um die aktive Bewältigung zu kümmern und muss in jedem Fall ernsthaft berücksichtigt werden.

Bewusste/Unbewusste Bewältigungs-Strategien

Die Bewältigung von Erkrankungen werden unterteilen in:

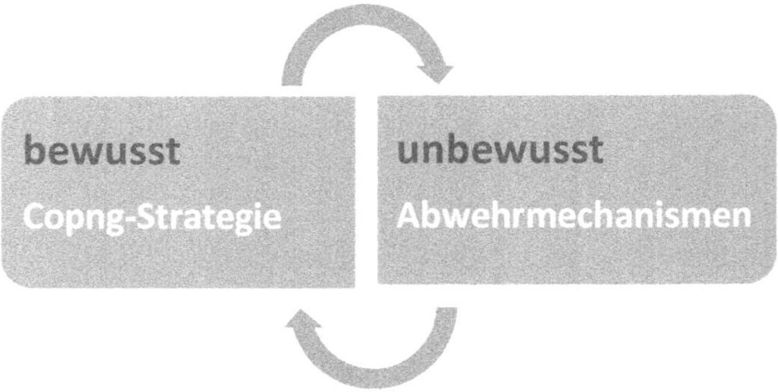

Coping-Strategien

Coping-Strategien stellen einen bewussten Prozess dar, mit dem Ziel, die bestehende oder zu erwartende Problemsituation zu bewältigen. Es ist die aktive und/oder kämpferische Auseinandersetzung mit einer veränderten Lebenssituation.

Jedoch sei auch hier ehrlicherweise ergänzt, dass es auch Faktoren gibt, die Coping-Strategien negativ beeinflussen. Hierzu zählen:

- Angst, Resignation, Fatalismus
- Hilfs- und Hoffnungslosigkeit
- sozialer Rückzug
- zwanghafte Beschäftigung mit der Krankheit, was zu negativer Lebensqualität führt

Abwehrmechanismen

Für die Auseinandersetzung mit einer Erkrankung gibt es ganz typische Reaktionsweisen. Die Abwehrmechanismen. Sie sind unbewusste Mechanismen, die je nach Bewältigungsphase durchaus sinnvoll sein können, um den Betroffenen vor überwältigenden Ängsten und großen seelischen Belastungen zu schützen, weil diese sonst nicht zu ertragen wären. Der Patient blendet quasi die Dinge aus, die sein Weltbild stören, ohne dies zunächst selbst zu bemerken. Diese Art der Bewältigung führt jedoch nur zu einer kurzfristigen Entlastung und birgt das Risiko für psychische Spätfolgen. Ratsam ist es daher auf jeden Fall, durch psychologische Beratung oder eine Psychotherapie die emotionalen Aspekte professionell unterstützt zu bearbeiten, um so zu einer dauerhaften Verarbeitung gelangen zu können.

Hier die wichtigsten Abwehrmechanismen, die bei der Krankheitsbewältigung vorkommen können:

- **Verleugung**
  Bei der Verleugnung geht der Patient davon aus, dass die Tatsachen nicht wahr sind. Es kann dabei sogar dazu kommen, dass der Patient eine Behandlung ablehnt oder verzögert.

  » „Ich werde schon wieder laufen können" sagt ein Patient mit kompletter Querschnittslähmung

- **Vermeidung**
  Bei der Vermeidung geht der Patient davon aus, dass sich an der Situation nichts mehr ändern lässt und wird gar nicht erst versuchen, sich aktiv an der Krankheitsbewältigung zu beteiligen.

  » Es hat ja sowie so kein Sinn, ich bin ein Krüppel, warum soll ich dann noch was tun!

- **Verdrängung**
  Der Patient verleugnet so gründlich, dass er die Verdrängung selbst gar nicht wahrnimmt. Alles was dem Patien-

ten nicht passt, wird kurzerhand ignoriert. Es kommt zur Ausblendung bestimmter Bewusstseinsinhalte aus dem Alltag. Dies kommt vor allem zum Tragen, wenn diese das bisherige Selbstbild in besonderem Maße bedrohen.

» Das wird schon wieder, ich werde wieder laufen können. Der Arzt hat sicherlich eine falsche Diagnose gestellt!

- **Regression**
  Bei der Regression geht der Patient in das kindliche Verhalten zurück, wovon dann Dinge betroffen sind wie schlafen, spielen, genießen, albern sein, andere bestimmen lassen, sich versorgen lassen, schmollen, träumen und einfach nichts tun.

  » „Ich kann den Rollstuhl nicht alleine antreiben, du musst mich schieben“ sagt ein Patient mit einer Halbseitenlähmung

- **Rationalisierung**
  Bei der Rationalisierung werden Handlungsweisen, die durch unbewusste Impulse ausgelöst wurden, rational erklärt. Damit macht sich der Patient aber selbst nur etwas vor und glaubt nur, selbst lösungsorientiert zu handeln, dem aber nicht so ist

Ziele der Krankheitsbewältigung

Ziele:

- Lebensqualität wieder zurück zu bekommen
- Emotionale Zufriedenheit
- Positives Selbstwertgefühl
- Selbstständigkeit
- Teilhaben am Leben in der Gesellschaft
- Generelle Zufriedenheit (mit dem eigenen Leben)

Das Ziel der Krankheitsbewältigung ist auf jeden Fall, dass der Patient in der Lage sein soll, eine für Ihn annehmbare Lebensqualität und emotional Zufriedenheit zu erreichen. Am wichtigsten ist hierbei auch, das größtmögliche Maß an Selbständigkeit herzustellen, sodass er am Leben teilnehmen kann. Das positive Selbstwertgefühl kann sich dann einstellen, wenn der Betroffene lernt, mit den für ihn neuen Körpergefühlen und Emotionen klarzukommen und seine neuen Ressourcen und Ziele ernst zu nehmen.

Lebensqualität
kann mit der Krankheitsbewältigung
positiv beeinflusst werden.

Bewältigungsstrategien allgemein

Das Leben endet immer erst mit dem Tod, und eben nicht durch eine Krankheit oder eine tragische Situation, selbst wenn man dadurch starke oder gar massive Beeinträchtigungen der eigenen Leistungsfähigkeit erfährt – auch wenn es sich für den Patienten (zunächst) so anfühlen mag. Aufgeben ist einfach keine Option. Jetzt geht es darum, dass der Betroffene für sich seinen Weg findet, heraus aus der Starre und hinein ins Handeln.

Wer es schafft, sich selbst anzunehmen, ein positives Selbstwertgefühl und Selbstvertrauen zu bekommen sowie einen neuen „Sinn des Lebens" für sich zu finden, wird es auch schaffen, die Erkrankungssituation positiv zu bewältigen und letztlich wieder Lebensqualität spüren zu können.

Problemorientierte, aktive Bewältigung: 54,6 %	aktive Problemlöseanstrengungen, planvolles Handeln, Kampfgeist, Informationssuche, intensiver leben
Ablenkung/Selbstermutigung: 39,2 %	Suche nach Ablenkung, Abstand gewinnen, Suche nach Erfolgen und Selbstbestätigung, Selbstermutigung, sich mehr gönnen
Bagatellisierung/ Wunschdenken: 17,5 %	herunterspielen, nicht-wahrhaben-wollen, Wunschdenken und Tagträume
Religion/ Sinnsuche: 15,1 %	Sinnfindung in der Krankheit, Trost im Glauben, anderen helfen wollen, Altruismus, Krankheit als Schicksal annehmen
Depressive Verarbeitung: 7,7 %	hadern mit Schicksal, Selbstmitleid, grübeln, sozialer Rückzug, Ungeduld und Gereiztheit

Quelle: Luftpost Herbst 2005, Dr. phil. Dipl.-Psych. Udo Kaiser

„Körper folgt Geist" ist auch hier ein wichtiger Faktor im Bewältigungsprozess. Erst wenn ein Patient sich seelisch besser mit der Situation arrangiert hat, kann der Körper mit den nötigen Reparaturarbeiten an sich selbst richtig beginnen.

Aktive Bewältigung – Problemorientiert

Die aktive Bewältigung (bei dem der Patient lernt, sein neues Leben selbst in die Hand zu nehmen) ist eine der effektivsten Strategien. Dabei ist es wichtig, dass er anfängt, sich mit der Erkrankung/Diagnose auseinanderzusetzen, medizinische Fachinformationen zu recherchieren und zu analysieren, und dann planvoll ins Handeln zu kommen.

Ablenkung/Selbstermutigung

Es ist nicht unbedingt einfach, sich am Anfang der Erkrankung/ Diagnose dem Problem durch aktive Bewältigung zu stellen. Viel leichter ist es vielmehr, sich abzulenken, um sich mit der Situation nicht auseinandersetzen zu müssen.

Zu Beginn kann die Ablenkung sogar gar nicht mal so schlecht sein, wenn der Patient dadurch eher den Erfolg und die Selbstbestätigung schürt. Hier ist vor allem der Sport angesiedelt. Diese Form des Umgangs mit der neuen Situation führt sogar schnell und kurzfristig zu einer besseren Akzeptanz dieser, jedoch führt Sie längerfristig nicht dauerhaft zu einer echten Bewältigung.

Bagatelisierung/Wunschdenken

Gerne werden die Auswirkungen der Erkrankung/Situation vom Patienten heruntergespielt. Aussagen wie „Das ist nicht so schlimm!“, „Mir geht es bestens!“, „Es gibt andere, denen es noch viel schlechter geht!“ sind Argumente, die der Patient bringt, um sich nicht erklären zu müssen, aber leider reines Wunschdenken. Es ist jedoch nichts anderes als Verdrängung und Verleugnung seitens des Betroffenen und nicht zielführend bei der Krankheitsbewältigung.

Sinnsuche/Religion

Kennen Sie die Aussage „Wer weiß, wofür das gut war!“ oder

„Es hat alles einen Grund!". Durch diese oder andere Aussagen versuchen Patienten, sich ihre Erkrankung/Situation rational zu erklären. Das gleiche gilt für religiöse Menschen. Da es nie wirklich eine abschließende Antwort auf die Frage geben wird, aus welchem Grund etwas passiert ist, dienen solche Floskeln rational denkenden Menschen eben als „Erklärung".

Manche Menschen erleben in einer Ausnahmesituation wie dieser ihren religiösen Glauben als sehr hilfreich und unterstützend. Wichtig ist letztlich nur, dass sich der Patient durch seine Überzeugungen besser fühlt. Wird es jedoch so extrem, dass es in einen Exzess oder Wahn mündet, sollte dies professionell angesprochen und bearbeitet werden.

Depressive Verarbeitung

Dass eine solche Ausnahmesituation fast jeden Menschen dazu bringt, mit seinem Leben zu hadern, ist wohl mehr als verständlich. Der Patient stellt verstärkt Überlegungen darüber an, was in seinem Leben (noch) wichtig ist und was nicht, was das Leben ausmacht und warum er auf der Welt ist.

Eine depressive Verstimmung ist kurzfristig fast die Regel und nicht besorgniserregend, solange sie nicht zum Dauerzustand werden. Deshalb ist es wichtig, den Patienten zu beobachten und zu begleiten, damit dieser seine individuellen Ressourcen und Coping-Strategien finden und nutzen kann.

Das Ganze ist ein dynamischer Prozess und die Bewältigungsstrategien, wie auch die Bewältigungsphasen, werden sich immer vermischen. In der Regel hat ein Patient also nicht nur eine Bewältigungsstrategie zur Verfügung, sondern vielmehr eine Kombination aus mehreren. Es kann also auch gut sein, dass er inmitten einer anderen Bewältigungsphase, wenn er bereits angefangen hat ins Handeln zu kommen, in die depressive Verarbeitung rutscht und dabei sinnsuchende oder ablenkende Muster aufzeigt. Eine Reihenfolge und/oder zeitliche Vorgaben gibt es also auch hier nicht.

Praktischer Teil

Bewältigungsstrategien für Betroffene

Die Bewältigungsstrategien für Betroffene sind einfache Dinge, durch die er selbst dazu beitragen kann, die Krankheitsbewältigung in Gang zu setzen und den sich dazu zu bringen, mehr Lebensqualität zu bekommen. Man spricht dabei von Patientenkompetenz.

Die Patientenkompetenz ist die Fähigkeit mit und Trotz der Erkrankung,Handicap oder Trauma ein normales Leben zu führen. Es ist der gelungene Versuch, die neue, durch die Krankheit bedingte Lebensrealität zu akzeptieren, das alltägliche Leben nach dieser Realität auszurichten und in die neue Lebenssituation mittels eigener Ressourcen mit zu gestalten.

Diese Patientenkompetenz setzt Selbstwirksamkeit frei. Durch sie nimmt der Patient die Herausforderung der Krankheitsbewältigung an, auch wenn dafür mehr Anstrengung, Ausdauer und Leistung nötig sein wird. Dabei ist seine Motivation erhöht, seine Stimmung deutlich besser und die Gefahr von Angst und Depressionen sind viel geringer. Außerdem kann der Patient mit Rückschlägen und Enttäuschungen besser umgehen.

Hier einige Infos, die sich in den nächsten Seiten erwarten werden:

- Die Zukunft wird ab jetzt neu geschrieben. Trotz und/ oder wegen des Schicksals.
- Unterhalten Sie sich mit Weggefährten, also anderen Menschen, die an der gleichen Erkrankung erkrankt sind. Diese nennen sich oft auch Peer oder Lotsen für Neulinge.

- Teilen Sie ihre Angst mit den Leuten, bei denen Sie sich wohl und sicher fühlen.
- Lernen Sie Strategien gegen die Angst kennen.
- Holen Sie sich Stützen, wenn es Ihnen mal wieder schlecht geht.
- Finden Sie Ihren Weg durch den Schicksalsdschungel.
- Lassen Sie sich Alternativen aufzeigen
- Bringen Sie Ihren Körper & Seele ins Lot.
  Denn Sie sind nicht voneinander trennbar.
- Es gibt viele kleine Interventionen, die auch Sie lernen und anwenden können. (Mehr dazu weiter hinten)

Niemand von uns muss immer tapfer sein! Es ist normal, dass Sie gerade Angst haben, aber lassen Sie sich davon nicht beherrschen und entmutigen. Versuchen Sie, auch wenn es sich schwer anhört, das Gute im geschehenen Schicksalsschlag zu sehen. Denn wenn das Ganze mit etwas Abstand betrachtet wird (und vor allem betrachten werden kann), erkennt man, dass in allem Schlechten auch etwas Gutes steckt. Lassen Sie sich im Laufe des Buches noch genauer erklären, wie genau auch Sie zu dieser Einsicht gelangen können.

Welche Bewältigungsstrategien gibt es für den Patient?

- Psychoedukation – „Experte Ihres Lebens werden“
- Schöne Dinge machen (Musik, Lesen, Video, Kreativität)
- Über Gefühle, Ängste und Sorgen sprechen
- Lachen – „die beste Medizin“ (Endorphine)
- Entspannungsmethoden (Meditieren, Hypnose, PME, AT, Yoga etc…)
- Hilfe zur Selbsthilfe (Selbstständigkeit)
- Familie, Freunde, Patenschaft
- Austausch mit alten Hasen
- Ressourcen finden und aktivieren
- Positives Umdenken (Reframing, Erfolgstagebuch, Zielcollage)

- Unterstützung bei Bewältigung einfordern (Freunde, Familie, Psychotherapie, Selbsthilfegruppen)
- Leben im Hier & Jetzt
- Selbstverantwortung übernehmen (Krankheit und Leben)
- Mit der Krankheit leben lernen (Leben akzeptieren)
- Selbstheilungskräfte

Es ist für jeden etwas dabei, suchen Sie sich aus dieser Auswahl einfach die Dinge heraus, die Ihnen am besten gefallen. Vielleicht probieren Sie auch einfach einmal etwas aus. Sie werden überrascht sein, dass Ihnen so einfache und vielleicht zunächst verrückt klingende Methoden wie Lachyoga vielleicht sogar Spaß machen und auch noch guttun können. Lassen Sie sich einfach inspirieren!

Bewältigungsstragegien für Betroffene

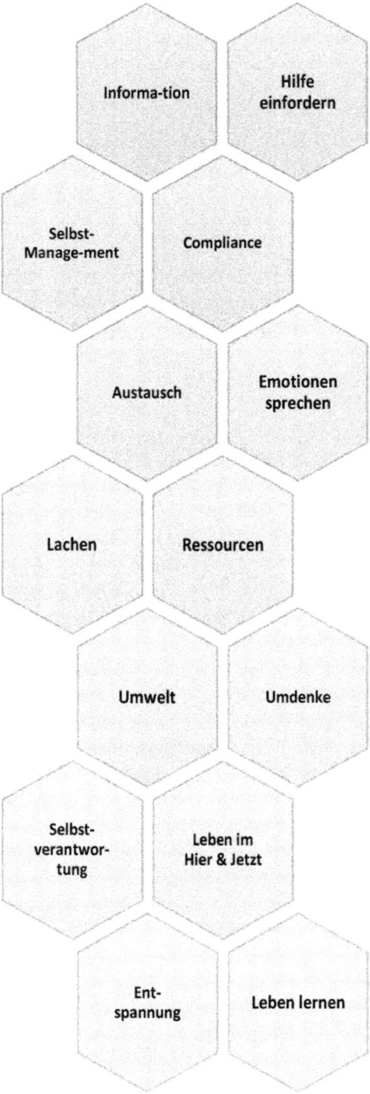

Psychoedukation –

„Experte Ihres Lebens werden"

Es ist wichtig, dass der Patient selbst über die Erkrankung/Situation und deren Auswirkungen alles Notwendige weiß. Viele Informationen erhält man als Betroffener oder Angehöriger bereits in der erstversorgenden Klinik, doch viele davon sind meist nur sehr grob und oberflächlich. Es ist aber sehr wichtig, dass der Patient und auch die Angehörigen schnellstmöglich zu Experten der Erkrankung/Situation und deren Auswirkungen werden – umso bereits im Vorfeld weiterer Maßnahmen viele Dinge klären, einzuordnen und verhindern zu können. Ein Patient braucht zur besseren Krankheitsbewältigung immer zwei Fachleute: den „medizinischen Arzt" und seinen „inneren Arzt", das Selbstheilungspotenzial. Man spricht hierbei vom 2-Ärzte-Modell.

Wichtig ist auf jeden Fall, dass Sie sich bei Ihrem Arzt, in Ihrer Klinik und bei Ihrem Therapeuten gut aufgehoben fühlen. Eine gute Beziehung zu Ihrem Behandler ist letztlich genauso viel wert wie das beste Medikament. Das ist quasi wie in der Schule, wo alles mit dem Lehrer steht oder fällt – denn wenn der Lehrer uns angenommen und gefördert hat, waren wir meistens auch gut in dessen Fach. Und genau so ist es mit dem Behandler. Wenn man sich bei seinem Behandler wohlfühlt, ist man auch bereit das umzusetzten, was von uns gefordert wird. Gerne ist man dann auch darüber hinaus bereit, ein wenig über seine Gernzen zu gehen um so noch mehr zu erreichen.

Sagen Sie Ihrem Behandler, wie Sie sich fühlen und ob bzw. wovor Sie Angst haben. Denn nur wenn Ihr Behandler weiß, wie es in Ihrem Inneren aussieht, kann er entsprechend auf Sie eingehen und mögliche Bedenken ernstnehmen und im besten Falle sogar ausräumen. Er sollte Ihnen das Gefühl geben, dass Sie sich medizinisch wie auch menschlich gut aufgehoben fühlen können. Auch ist es wichtig, dass Sie jede erdenkliche Unterstützung und Hilfsmittel bekommen, die Sie benötigen, damit Sie zu echter Lebensqualität zurückkommen.

Der „innere Arzt" gibt dem Patienten die Möglichkeit, sein Leben aktiv in die Hand zu nehmen und davon zu profitieren. Meist fragen diese Patienten: „Was kann ich dafür tun?"

Es gibt erfolgreiche Patienten-Schulungen, die zum Beispiel während Reha-Maßnahmen angeboten werden. Dort erhält der Patient viele Informationen darüber, was er selbst tun kann, um sich auf die Erkrankung einzustellen (also zum Beispiel Veränderungen der Ernährung oder des Bewegungsverhalten). Zudem wird dabei vermittelt, wie man sich selbst bei der Stange hält, auch wenn diese Lebensveränderungen überwältigend mühselig erscheinen. Das stärkt die eigene Kompetenz, wodurch die Betroffenen Kontrolle über die eigene Situation zurückgewinnen.

Am Anfang befindet man sich in der Klinik in einem geschützten Bereich und wird dort versorgt sowie umsorgt. Alles funktioniert einigermaßen gut – doch das große Erwachen kommt, sobald man die Klinik verlässt und einen draußen die Realität brutal einholt.

Wenn Sie Informationen sammeln, achten Sie darauf, dass diese aus qualifizierten Quellen stammen. Im Internet gelangt man heutzutage durch Google an wahnsinnig viele Informationen, die man qualitativ aber immer hinterfragen sollte. Fragen Sie sich auch stets, welche Intension hinter dem Informationsangebot steht. Leider gibt es genug Scharlatane und selbsternannte Gurus, auf die man dabei hereinfallen kann. Legen Sie einfach gesunden Menschenverstand an den Tag und fragen Sie im Zweifel Ihren behandelnden Arzt/Therapeuten, was er davon hält. Auf Kundenrezensionen ist leider auch nicht immer Verlass mehr, denn so manche von denen sind heute gefälscht – und wie heißt es bei uns Schwaben so schön: „Net gegoscht is globt gnug!" (Nicht geschimpft ist genug gelobt!), sprich, Gutes wird selten gelobt, an Schlechtem wird aber ausführlich herumgeschimpft.

Überlegen Sie sich auch, wieviel Sie wirklich wissen wollen. Wieviel tut Ihnen gut? Und vergessen Sie nie, dass alles seine Zeit braucht, jede einzelne Erkrankung ihren eigenen Verlauf hat, jeder Erkrankte ein Individuum ist und man nicht alles über einen Kamm scheren kann.

> *Der wichtiges Gebrauchsgegenstand den ich kenne, ist die Information!*
>
> *Gordan Gekko Michael Dougals*

Informationen über die Sie Bescheid wissen sollten:

- Erkrankung verständlich erklären lassen
- Krankheitssymptome
- Behandlungsmöglichkeiten
- klassische Therapiemethoden,
- alternative Therapiemethoden
- Kostenerstattungsmöglichkeiten
- Selbsthilfegruppen, Austausch mit alten Hasen
- Ansprechpartner (Ärzte/Fachärzte, Therapeuten, Krankenkassen, BG, etc.)
- Hilfsmittel

Erkrankung verständlich erklären lassen

Lassen sie sich Ihre Erkrankung von den Ärzten in einfachen und verständlichen Worten erklären. Verstehen sie Fachbegriffe nicht, fragen sie den Arzt ihres Vertrauens. Hören Sie erst dann auf zu fragen, wenn sie alles verstanden haben.

- Was heißt das, wenn ich die diese Erkrankung/ Einschränkung habe?
- Welche Auswirkungen hat die Erkrankung?
- Gibt es Heilungschancen?
- Was muss jetzt gemacht werden?

Wenn die Hoffnung aufwacht,
legt sich die Verzweiflung schlafen

Assiatische Weißheit

Krankheitssymptome

Der Patient sollte sich über die Symptome schlaumachen, um immer die höchstmögliche Kontrolle über sich und seinen Körper zu haben. Hierzu zählen beim Querschnitt z.B. Druckgeschwüre (Dekubitus), Blasenentzündungen, Spatiken etc

- Wie können diese Folgenerkrankungen verhindert werden?
- Welches Symptome gibt es bei…
- Welche Gründe haben die Symptome?
- Wie kann ich die Symptome richtig einschätzen?
- Gehören sie klassisch zum Krankheitsbild
- Wenn ja, was kann man dagegen tun?
- Wenn nein, was kann sonst dahinter stecken?

Behandlungsmöglichkeiten

Die Ärzte und Therapeuten können Ihnen nur helfen, wenn Sie es zulassen. Sie bieten Ihnen ein Krückstock in Form von Operationen, Medikamenten und Therapien an. Sie unterstützen Sie damit, den eigentlichen Teil der Arbeit müssen aber Sie selbst machen.

Es gibt in der Regel nicht DIE eine richtige Behandlungsmethode für eine Erkrankung. Jeder Mensch ist ein Individuum und muss auch als ein solches behandelt werden. Nicht jede Therapie ist für alle einsetzbar. Deswegen ist es auch für Ärzte immer wieder ein Austesten, Abwägen, Verändern und Neuorientieren.

- Wie sieht die Behandlung aus?
- Wie Lange gehen die Behandlungen?
- Was sind die einzelnen Ziele?

- Kann der Patient und/oder die Familie/Freunde die Behandlungen unterstützen?

Klassische Therapiemethoden

- Welche Therapiemethoden gibt es?
- Was sind die Vor- und Nachteile der einzelnen Therapiemethoden?
- Gibt es möglicherweise Risiken? Und Welche?
- Für wen kommen die Therapiemethoden in Frage?
- Können Therapiemethoden kombiniert werden?
- Was sind sinnvolle Therapiemethoden und -kombinationen?
- Was ist dabei evtl. kontraproduktiv?
- Auf was muss der Betroffene in Zukunft achten?
- Was kann der Patient selbst dazu tun? Was die Angehörigen?
- Wie kann/sollte die Ernährung optimaler Weise aussehen?

Alternative Therapiemethoden

- Gibt es alternative Therapiemethoden?
- Sind diese auch wirklich sinnvoll und wirksam?
- Wenn ja, welche davon?
- Können sie mit den konservativen Therapiemethoden kombiniert werden?
- Was ist evtl. nur Geldmacherei und Scharlatanerie?

Viele Ärzte sind der Alternativmedizin gegenüber heutzutage recht aufgeschlossen, trotzdem sollten Sie sie von sich aus explizit darauf ansprechen.

Bitte denken Sie daran, dass selbst so einfache Dinge wie Nahrungsergänzungsmittel, Johanniskraut oder aber sogar auch Grapefruits eine Wechselwirkung mit Ihren Medikamenten haben können. Bitte informieren Sie Ihren Arzt darüber, oder noch besser fragen Sie ihn vorher, ob es in Ordnung ist, wenn Sie diese Dinge einnehmen.

Viele Betroffene gehen zu einem Heilpraktiker, Heiler oder Schamanen, weil Sie sich dort besser aufgehoben und ernstgenommen fühlen. Diese Anbieter nehmen sich einfach mehr Zeit für Patienten, zeigen sich empathisch und gehen mit mehr Aufmerksamkeit und Feingefühl auf sie ein. Dies gibt es aber auch bei Ärzten. Sie müssen einfach nur ein wenig suchen, aber es lohnt sich durchaus. Verlassen Sie sich bitte nicht ausschließlich auf die Alternativmedizin, sondern sehen Sie es als sinnvolle Ergänzung und sprechen Sie mit Ihrem behandelnden Arzt darüber.

Kostenerstattung über alternative Therapiemethoden

- Gibt es Möglichkeiten zur Kostenerstattung durch die Krankenkasse, der BG oder sonstiger Kostenträger?
- Sind Bedingungen an die Kostenerstattung geknüpft?
- Wer kann mir verlässliche Auskunft darüber geben?

Wenn Sie zu ihrem Arzt gehen ...

- machen Sie sich klar, was Sie (sich) von ihm konkret erwarten und wünschen.
- sagen Sie ihm, was Ihre aktuellen Ziele sind, damit er Sie dabei unterstützen kann.
  bereiten Sie sich auf den Sprechstundentermin vor.

  Machen Sie sich einen Zettel mit allem, was Sie ihren Arzt fragen wollen, dann laufen Sie nicht Gefahr, in der Hektik und Anspannung etwas zu vergessen.

- lassen Sie sich vorab bereits einen längeren Termin geben, sollten Sie größeren Gesprächsbedarf haben

- **Ein Arzttermin braucht Zeit**
  Nehmen Sie sich sehr viel freie Zeit mit und stellen Sie sich darauf ein, dass es durch Notfälle zu Zeitverzögerungen kommen kann. Oftmals ist es mit dem reinen Gespräch beim Arzt selbst nicht getan, sondern es wer-

den zusätzlich noch Untersuchungen durchgeführt, die dann auch noch ausgewertet werden müssen.

- **Ablenkung und Versorgung**
  Sorgen Sie selbst für Ablenkung im Wartezimmer vor, am besten in Form von Handyspielen, E-Books, (Hör-) Büchern, Zeitschriften und was Ihnen sonst noch Spaß macht. Denken Sie auch daran, sich ggf. etwas zu trinken und eine Kleinigkeit zum Essen (Müsliriegel, Obst, etc.) mitzunehmen.

- **Ehrlichkeit**
  Seien Sie Ihrem Arzt gegenüber offen und ehrlich. Geben Sie alles an, denn nur wenn der Arzt alles über Sie weiß, kann er Sie auch richtig behandeln. Dies gilt für Medikamente (auch den freiverkäuflichen sowie Nahrungsergänzungsmitteln), Ihren Alkoholkonsum (bei den Blutwerten kommt es ja ohnehin raus), Ihr Rauchverhalten, Ihren Gefühlszustand und auch Ihre Schmerzen.

- **Schwestern/Arzthelferin**
  Schwestern und Arzthelferinnen wollen Sie nur unterstützen und haben eigentlich immer ein offenes Ohr für Sie. Also haben Sie bitte auch einmal ein nettes Wort für sie, wenn sich die Gelegenheit passt. Denken Sie immer daran, dass dieses Personal die Eintrittspforte zu Ihrem Arzt darstellen und eben auch nur Menschen sind.

- **Auf Befunde warten**
  Es gibt meiner Erfahrung nach nichts Schlimmeres, als auf die Befunde warten zu müssen. Wichtig für Sie ist, immer im Hinterkopf zu behalten, dass keine Sorge und kein Zweifel nützlich sind, denn diese ändern rein gar nichts am Befund. Versuchen sie einfach, sich in dieser Phase die Zeit durch Ablenkung zu vertreiben.

Hier bieten sich vor allem auch das Schreiben, Gespräche, Bewegung oder aber auch eine der vielen anderen, weiter unten aufgeführten, Beschäftigungen an.

- **Prognosen**
  Prognosen sollten vom Arzt feinfühlig und empathisch übermittelt werden und von Ihnen vorsichtig und wohlwollend aufgenommen werden. Einmal ausgesprochen ist es schwer, sie wieder aus dem Kopf zu bekommen und schüren mitunter Angst und Hoffnungslosigkeit. Schlimmstenfalls kann es sogar zu übertrieb negativen Selbstprophezeiungen kommen. Positiver Zuspruch und Erfolgsgeschichten von Gleichgesinnten hingegen geben Hoffnung sowie Zuversicht und fördern die Genesung.

Ansprechpartner

Wer sind die Ansprechpartner mit denen der Patient sprechen kann, um sich zu Informieren und Probleme zu lösen?

- Ärzte/Fachärzte
- Therapeuten
- Krankenkassen
- Versicherungen
- Berufsgenossenschaften
- Selbsthilfegruppen
- Foren und Gruppen im Internet

Hilfsmittel

Zu den Hilfsmitteln zählen neben Rollstuhl und Pflegebett noch viele andere nützliche Dinge. Die Erstversorgung erfolgt zwar durch die behandelnde Klinik, doch oftmals weiß der „Frischverletzte" (auch von dort) noch gar nicht, was er alles braucht, um sein neues Leben angenehm gestalten zu können.

- Welche Hilfsmittel gibt es überhaupt
- Welche sind individuell sinnvoll für den Patienten und

seine Situation?
- Welche Hilfsmittel stehen mir zu?
- Wer zahlt welche Hilfsmittel?
- An wen kann ich mich wenden, wenn ich die Hilfsmittel nicht (rechtzeitig) bekomme?

Selbsthilfegruppen, Austausch mit alten Hasen

Als „Frischling“ ist es ist immer sinnvoll, sich Unterstützung von Menschen zu holen, die sich mit der Erkrankung auskennen bzw. selbst die Erfahrung gemacht habe, wie es ist, mit dieser Erkrankung/Situation umgehen zu müssen. Man spricht auf Augenhöhe miteinander. Die „alten Hasen“ leben den „Frischlingen“ das Leben eines Betroffenen vor. Hier können Fragen über den neuen Alltag nach der Klinik mit Tipps und Kniffen genauso ausgetauscht werden, wie Fragen zu Sportmöglichkeiten, Freizeitgestaltung, Reisen, Autos & Führerschein. Der Austausch über die verschiedenen Hilfsmittel sowie deren Bestellung und Genehmigung sind genauso hilfreich, wie dringend benötigte Tipps im Umgang mit Ämtern und Behörden.

Hilfreich sind hierbei vor allem „alte Hasen” oder auch Selbsthilfegruppen.

Denn wer weiß besser Beschied darüber, wie sich der Patient fühlt, als die, die das Ganze schon einmal selbst durchgemacht haben. Denn sie wissen:

- wie sich der Patient fühlt und
- welche Gedanke gehen in ihm vor
- sie haben Tipps und Impulse für den Patienten (welche Sportarten gibt es, Erfahrungsberichte, Kniffe des Alltags, Mobilitätsfragen, Freizeitgestaltung, Umgang mit Behörden und Krankenkassen, das Leben vorgelebt bekommen)
- zeigen einem den Behindertenhumor

Alles in allem zeigen die „alten Hasen" den „Frischlingen", wie der Hase läuft, wenn man sich darauf einlässt.

Kommunikation

Kommunikation zwischen Menschen findet nur zu 20% verbal, aber zu 80% nonverbal statt. Natürlich ist es wichtig, auf die Wortwahl zu achten, aber nur wenn wir für den Gesprächspartner auch optimistisch wirken, werden wir auch wirklich als positiv wahrgenommen.

- **Wortwahl**
  Kleine Veränderungen in der Wortwahl machen oft schon einen großen Unterschied. Passen Sie also auf, welche Worte Sie verwenden – und das nicht nur den anderen gegenüber, sondern in gleichem Maße auch an sich selbst. Wenn Sie dann noch mit der Sprechgeschwindigkeit, der Stimmlage oder der Lautstärke variieren, dann werden Sie überrascht sein, was Sie damit erreichen können. In Kombination mit Ihrer Gestik, Mimik und Körperhaltung können Sie so ziemlich alles ausdrücken.

- **Positiver Dialog mit sich selbst**
  Wenn Sie einen positiven Dialog mit sich selbst führen, ändert sich auch augenblicklich Ihr Gefühlszustand. Versuchen Sie einfach mal, positiv mit sich zu sprechen und sich dabei schlecht zu fühlen – das geht nämlich nicht, oder?

- **Negativer Dialog mit sich**
  Sollten Sie doch einmal einen negativen Dialog mit sich führen, z.B. weil sie gerade einen total schlechten Tag haben, dann versuchen Sie einfach, dem Selbstgespräch eine lustige Stimme zu verpassen, z.B. ähnlich der Stimme von Micky Maus. Das entmachtet den negativen Dialog sofort.

- **Negative Gedanken**
  Wenn wir Erkranken, dann wollen wir die Erkrankung bekämpfen, besiegen oder vernichten. Wir wollen die Bakterien abtöten. Wir assoziieren mit dem Krankenhaus meist nur negative Dinge: die blöde Schwester, zu wenig Personal, schlechtes Essen, schlimme Untersuchungen. MRT-Untersuchungen seien ein Albtraum. Intensivstation verbinden wir reflexartig immer gleich mit Tod und Trauer. Sobald wir so etwas hören, laufen in uns innere Bilder ab, die dann wiederum Emotionen hervorrufen.

  Durch die bloße Veränderung der Wortwahl und der Sprachmodalität können Sie hier aber schon einiges ins Positive umlenken. Denn schon kleine Veränderungen im Inneren können zu großer Veränderung im Außen (der Umwelt) führen. Lenken Sie daher den Fokus nicht auf Ihre Defizite, sondern auf Ihre Ressourcen.

- **Körperhaltung**
  Versuchen Sie, sich nicht nur mit Worten auszudrücken, sondern ebenso mit Ihrer Körperhaltung. Setzen oder stellen Sie sich aufrecht hin und lassen Sie zudem Ihre Mimik diese Haltung unterstützen. Untermalen Sie ihr Gesagtes mit Handgesten. Wenn z.B. die Hände offen nach oben gerichtet sind, unterstreicht das die Offenheit, man heißt den Gegenüber willkommen. Wenn Sie die Hände zu einer Schale formen, dann drücken Sie damit Wertschätzung und Sicherheit aus und lädt zum Wohlfühlen ein.

Du kannst die Welt nicht verändern
nur Dich und Deine Einstellung zu Welt.
Dann wird sich automatisch die Welt um Dich herum
von alleine verändern!

Assiatische Weißheit

- **Kreative Antworten**
  Wer kennt sie nicht, die nervige Frage „Wie geht es dir?“? Meistens handelt es sich dabei sowieso nur um eine Floskel, sodass den Fragenden die wirkliche Antwort ohnehin nicht interessiert. Also was soll man antworten, wenn es einem einfach nur beschissen geht? Wieviel darf ich jammern und worüber? Wenn es einem gut geht, ist das ja auch kein Problem. Am besten, man gibt den eigenen momentanen Zustand mit einem Wert auf der Skala von 1 bis 10 an, ähnlich der bekannten Schmerzskala. Dann weiß jeder, wo er dran ist. Oder man fragt einfach zurück „Willst du es wirklich wissen?“ oder „Wieviel Zeit hast du?“. Ansonsten kann man mit „Zum Kotzen…“ oder „Bescheiden bis Beschissen“ auch die Wahrheit andeuten. Aber bitte geben Sie diese Antworten nur bei den Menschen, bei denen es Ihnen wichtig ist, dass sie wissen, wie es Ihnen wirklich geht.

Schöne Dinge machen

Die erste Zeit ist sicherlich die Schwierigste. Lenken Sie sich mit schönen Dingen ab, entsprechend Ihrer Verfassung und Ihrer Möglichkeiten. Später können Sie weitere Aktionen mit dazunehmen

- Musik oder Hörbücher hören,
- Lesen,
- Video, Filme, Dokumente ansehen
- Sich mit Freunden und Familie umgeben
- Kreativ sein
  (Musik machen, Malen, Basteln, Handwerkern, etc.)
- Ein schöner Spaziergang machen
- Ein Wellness-Tag einlegen
- In ein Café oder Restaurant gehen
- Einen Kino-, Konzert- oder Museumsbesuch machen

Über Gefühle, Ängste und Sorgen sprechen

Es fällt schwer, über seine Gefühle, Ängste und Sorgen zu sprechen, weil wir es schlichtweg nicht gelernt haben, darüber zu reden. Es geht erst einmal darum, aus dem Schock herauszukommen, den Tunnelblick wieder zu weiten und nicht mehr nur auf Flucht und Kampf eingestellt zu sein. Dies geht am besten über das Reden, doch ganz oft wird es nötig sein, den Patienten genau dazu aufzufordern. Wenn die Angehörigen und Freunde nicht wissen, was im Betroffenen vorgeht, kann man nur mutmaßen – und die dabei getroffenen Annahmen sind eben meist nicht zutreffend. Wenn man aber weiß, was in dem anderen vorgeht, kann man viel einfühlsamer auf ihn eingehen.

In Zeiten, in denen es dem Patienten nicht gut geht (lange Liegezeiten, Verschlechterung des Zustandes, Schmerzen, Wetterfühligkeit, Krankheitsschub), möchte der Patient seine(n) Partner/ Familie eigentlich noch weniger belasten. Er denkt, sie würden sich sowieso schon zu viele Sorgen machen. Gleichzeitig merken Partner und Familie stillschweigend, dass es dem Patienten schlecht geht und nehmen von sich aus noch mehr Rücksicht. Auf diese Weise schont man sich (vermeintlich) gegenseitig, es wird nicht mehr miteinander geredet, es entstehen zwangsläufig Missverständnisse und man schluckt vieles an Frust und Sorgen herunter, bis das Fass schließlich überläuft.

Gerade wenn man nicht mehr über seine Gefühle reden darf, weil man Angst hat, den anderen zu verletzen, verletzt man sich emotional gegenseitig ungewollt. In solchen Fällen ist es wichtig, sich extern professionelle Hilfe zu holen (Psychiater, Psychologen, Psychotherapeuten, Heilpraktiker für Psychotherapie, Psychologische Berater). Hier können Missverständnisse, Kommunikationsprobleme und andere Probleme nach und nach wieder aus dem Weg geräumt werden..

Lachen – „die beste Medizin"

„Lachen ist die beste Medizin" ist ein Ausspruch, den wir alle schon einmal gehört haben. Und es ist auch etwas Wahres dran – denn wussten Sie, dass eine Minute Lachen tatsächlich so erfrischend ist wie 45 Minuten Entspannungstraining oder 3 Minuten Joggen?! Denn durch das Lachen werden sogenannte Glückshormone (Oxytocin & Endorphine) freigesetzt, die dazu führen, dass Angst und Sorgen abnehmen sowie Schmerzen nicht mehr so stark wahrgenommen werden, und sich gute Laune einstellt. Das zentrale Nervensystem stabilisiert sich und der Organismus ist im Ausgleich, die Psyche stabilisiert sich. Das Immunsystem arbeitet ebenso auf Hochtouren. Die Wissenschaft hat nachgewiesen, dass das Herz-Kreislaufsystem trainiert wird, sich so der Herzschlag verlangsamt und der Blutdruck sinkt. Die Muskulatur lockert sich und der Cortisolspiegel, der für Stress mitverantwortlich ist, wird gesenkt.

Humor ist, wenn man trotzdem Lacht oder gerade deswegen!

Wir glauben, dass wir nicht lachen dürfen, weil wir krank oder behindert sind. Dass wir aufgrund unseres Schicksalsschlags nicht mehr in der Lage sind, lachen zu können. Doch das ist ein Irrtum. Gerade jetzt ist es wichtig, eine positive Grundstimmung zu aktivieren, um so zu einem besseren Wohlempfinden zu kommen, damit man wieder mehr mit sich selbst zufrieden ist. Bereits ein kleines Lächeln oder ein inneres Grinsen können ausreichen, damit wir uns besser fühlen.

Lachen ist Fastfood für die Seele.

- **Krankenhaus-Clowns**
  Haben Sie schon von den sogenannten Krankenhaus-Clowns gehört? Diese gehen gezielt in Kliniken, um die Patienten dort zum Lachen zu bringen – und eben nicht nur die Kinder. Schauen sie doch einfach mal auf der Internetseite von den „roten Nasen“ (www.rotenasen.de) oder bei „Humor hilft heilen“ (www.humorhilftheilen.de) vorbei und schauen Sie sich an, was ein auf diese Weise ausgelöstes Lachen alles bewirken

kann. Lachen ist heute sogar Gegenstand diverser wissenschaftlicher Forschungen und Studien.

Gefangen im Körper, doch die Seele kann fliegen

Rotnasen

„Ist das ein Witz" von Eckart von Hirschhausen

Diese CD hat mir selbst zum Beispiel sehr dabei geholfen, auch in schwierigsten Zeiten immer wieder mal ein Lächeln auf mein Gesicht zu zaubern – und Schwuppes war die Welt für mich gleich nicht mehr so trüb.

- **Selbsterzeugtes Lachen**
  Selbst wenn einem nicht zum Lachen zu Mute ist, kann man das Lachen bewusst simulieren. Denn man muss nicht wirklich fröhlich sein, um Endorphine freizusetzen zu können. Man nimmt z.B. einfach einen Bleistift oder eine Zahnbürste für eine Minute zwischen die Zähne. Alleine dadurch, dass die Mundwinkel mechanisch nach oben geschoben werden, werden die Glückshormone freigesetzt. Dies kann man also ganz einfach und schnell mehrfach täglich machen. Nach ein paar Wochen reicht es dann schon, wenn man nur kurz die Mundwinkel nach oben schiebt, um die Endorphine freizusetzen. Das tolle am Lachen ist, dass man unmöglich gleichzeitig lachen und schlechte Laune haben kann. Denn wir sind nicht in der Lage zwei gegensätzliche Gefühle gleichzeitig zu empfinden..

Wir lachen nicht weil wir glücklich sind –
wir sind glücklich, weil wir lachen!

Madan Kataria

- **Lachyoga**
  Eine weitere Möglichkeit, die heilsame Wirkung des Lachens zu nutzen, ist Lachyoga. Hierbei geht es darum, das grundlose künstliche Lachen in ein natürliches Lachen zu überführen. Dabei werden die Elemente des Dehnens, Atmens und Lachens kombiniert.

Die kürzeste Kommunikation zwischen zwei Menschen ist – ein Lächeln.

Lachen kann Brücken schlagen, denn es ist viel einfacher, jemanden anzusprechen, der lächelt. So kommt man leichter ins Gespräch und Ängste werden abgebaut.

- **Behindertenhumor**
  Der Behindertenhumor ist für Nichtbetroffene und vor allem für Menschen, die damit noch nie in Kontakt gekommen sind, eher erschreckend. Hierbei kann es sich um einen Witz, eine Karikatur oder auch einfach nur um einen Spruch zur Behinderung handeln. Diese richtig eingesetzt, können das Eis zwischen Fremden brechen, denn wir sind alle nur Menschen und es gibt nichts Schöneres, als gemeinsam zu lachen. Als Angehöriger seien Sie aber bitte sehr feinfühlig, wann Sie welchen Witz machen. Kommt der Witz vom Betroffenen selbst, ist das kein Problem. Umgekehrt jedoch kann es schnell dazu kommen, dass sich der Patient auf den Schlips getreten fühlt. Er ist in vielen Dingen sehr sensibel und könnte sich über den Witz ärgern.

„Schoki kaufen“

Wir auch? Im meiner Erst-Reha in Konstanz wollten Marco – ein lieber Mitpatient – und ich eigentlich nur in die Schweiz zum Tanken fahren. Marco fuhr eine Corvette und das Wetter war einfach nur göttlich. Im Mai bei 28

Grad, Sonnenschein und dann in einer Corvette sitzen. Wer möchte das nicht? Einmal in einer geilen aufgemotzten Corvette mit Verdeck offen fahren? Was für ein Traum!
Aber so eine Corvette ist ein Zweisitzer und alles andere als wirklich rollstuhltauglich und Platz für ein Rollstuhl ist auch nicht! Aber wir wollten ja sowieso nur tanken fahren. Also beschlossen wir einfach den Rollstuhl in der Klinik zu lassen. Soweit so gut.
Wir fuhren los und Marco kam die Idee, doch noch in der Schweiz im Migros einkaufen zu gehen. Was nun? Da war guter Rat teuer. Wo ein Wille ist, ist auch ein Weg, dachten wir und fanden eine Lösung.
Ich sollte mich einfach in den Einkaufswagen setzten! Na, was glauben Sie wie das gehen sollte? Ein Cent für eure Bilder im Kopf!
Wir haben den beweglichen Deckel, wo sonst die Kinder sitzen, nach innen gedreht. Ich bin dann durchgeschlüpft und hab mich rein setzt. Sah ziemlich lustig aus. Was dem ganzen aber dann die Krone aufsetzte war, wie Marco mich in dem Einkaufswagen durch den Migros schob. Denn man muss wissen, dass Marco seit seinem 18. Lebensjahr den rechten Arm ohne Funktion ist. Deshalb hat er die Hand immer in der Hosentasche. Also fuhr ein einarmiger einen Einkaufswagen mit einer Person drin sitzend durch den Laden. So wie es Kinder tun: Fuß auf den Boden, anschucken (anstoßen) und laufen lassen. Wir hatte ganz viel Spaß!
Könnt ihr euch vorstellen, wie die Leute geklotzt haben?

Diese Bilder im Kopf lassen mich immer wieder lächeln (Übrigens ein guter Anker!). Und je mehr die anderen uns hinter her geschaut haben, umso mehr Spaß hatten wir. Wie kleine Kinder!
Doch der Hammer kam, als wir an der Kasse standen und unsere Einkäufe auf das Band legten. Denn die ältere Dame hinter uns hatte es wohl eilig und konnte unserem fröhlichen Tun nicht wirklich was abgewinnen. Sie meinte zu Marco: „Wenn sie Ihre Hand aus der Tasche nehmen würden, würde es schneller gehen!“ Daraufhin zog Marco seine Hand aus der Hosentasche, legte sie aufs Band und meinte: „Und wenn sie helfen würden, würde es noch schneller gehen!“ Wir haben uns tot gelacht und die Dame ist kleinlaut an die nächste Kasse gegangen.
Wir haben uns nicht mehr eingekriegt und auf der ganzen Rückfahrt nur noch gelacht.

Eben zwei Krüppel auf Abwegen

Alles eine Frage der – Perspektive!

So wie es oftmals scheint ist es nicht. Es ist einfach eine Sache anzunehmen, als danach zu fragen, was wirklich ist. Wie oft machen wir das? Das wir urteilen, ohne mal vorher nachzufragen.

- **Behinderten Cartoons**
  Gute Beispiele für Karikaturen im Behindertenbereich finden Sie bei Phil Hubbe (www.hubbe.de)

- **Lustige Filme**
  Vielleicht schauen Sie sich einfach mal wieder einen lustigen Film an. Es gibt so viele amüsante Kurzfilmshows wie „Ups die Pannenshow" und „Die witzigsten Werbespots" sowie auch lustige Spielfilme wie „Das Leben des Brian", „Mr. Bean" und viele andere. Auch Filme mit Tierbabys können uns sehr berühren und glücklich machen.

- **Wortkreationen**
  Lassen Sie sich für Ihre Erkrankung, Ihre Symptome oder Ihre Behandlungen doch gelegentlich witzige Wortkreationen einfallen. Das macht das Ganze salopper und es hört sich gleich schon nicht mehr so negativ an. Warum sagen wir zu unserem Querschnitt nicht einfach „Schnittchen" oder zur MS z.B. „Fallinchen", zu einer Infusion „guter Stoff" und zu unseren Tabletten „Happy Pills"?! Dann lässt sich gleich viel leichter damit umgehen. Oder warum stellen wir uns den Krebs nicht einfach bildlich als ein komisches kleines Männchen vor, das wir dann noch lustig betiteln und verkleiden. Wer kann da dann noch schlechte Gedanken haben? Oder gib doch einfach deinem Rollstuhl oder deinen Krücken Namen. Das wirkt gleich persönlicher und liebevoller. Wer kann da schon ein Groll auf sein Hilfsmittel haben?

Doch, es gibt einen Nachteil beim Lachen:
Lachen kann die schlechte Laune Vertreiben!

Entspannungsmethoden

(Meditation Yoga, PME, AT, Hypnose etc…)

Nur wenn Körper und Geist entspannt sind, sind diese in der Lage, gut zu arbeiten und sich neuen Herausforderungen zu stellen. Oftmals fällt es den Patienten schwer, zu entspannen, da sie Schmerzen haben oder das Kopfkino verrücktspielt, und ihm ungewollt viel zu viel Gedanken durch den Kopf jagen. Hinzu kommen die ungewohnte Umgebung und die Anpassung an die neue Situation. Außerdem kann er evtl. nicht mehr richtig schlafen, sodass der Körper keine ausreichende Erholung mehr hat und sich nicht mehr richtig regenerieren kann.

Entspannungsmethoden wie progressiver Muskelentspannung nach Jacobsen, autogenem Training, Hypnose, meditativen Techniken, Yoga, usw. können da helfen, die innere Ruhe und Gelassenheit wiederzuerlangen und weiter zu stärken. Mehr und mehr Dinge, die im Grunde unwichtig sind, können hierbei losgelassen und Geist sowie Psyche soweit entängstigt werden, dass Sie sich „gelassen dem Strom des Lebens überlassen" können.

Ängste und Panikattacken lassen sich auch vertreiben oder abschwächen, indem Sie Dinge tun, die Sie zumindest vorübergehend auf andere Gedanken bringen und von Ihren Sorgen und Nöten ablenken. Auch mittels Hypnose lassen sich Ängste, Panikattacken und Schmerzen sehr gut in den Griff bekommen. Dies kann der Patient durch Anleitung sehr schnell lernen und mit in seinen Alltag einbinden.

Familie/Freunde/Patenschaft

Hatte der Patient bereits vor der Erkrankung/Situation ein gutes und stabiles soziales Umfeld, so sind das gute Voraussetzungen für eine gute Krankheitsbewältigung. Die Patienten gaben in einer Befragung an, dass Familie (82%), Freunde (71%) und Partner (53%) die größte Stütze sind. Diese ist das Ergebnis einer Internetbefragung von 100 Patienten.

Hatte der Patient vorher eine gute Partnerschaft, dann wird diese in der ersten Zeit nach dem Unfall/der Erkrankung sehr stark auf die Probe gestellt. Der gesunde Partner muss die Launen des Patienten aushalten, während er sich gleichzeitig große Sorgen um ihn macht. Trotzdem hat er neben der Familie und den Freunden den größten Einfluss auf den Betroffenen und kann ihm eine sehr große Stütze sein. Oft ist es in der Anfangsphase aber ein echter Spagat zwischen Partnerschaft und Pflege, dessen sich beide bewusst sein müssen und zu versuchen haben, diese Rollen so gut wie möglich zu trennen.

Ein Schicksalsschlag, eine Erkrankung oder ein anderes einschneidendes Ereignis führen oftmals dazu, dass die Umwelt damit überfordert ist und sich hilflos fühlt. Hilfreich ist hier, zunächst dem Patienten eine Orientierung zu geben. Was Angehörige tun können um nicht überfordert und hilflos zu sein, können Sie weiter hinten im Bereich „Bewältigungsstrategien für Familie, Angehörige und Umwelt" nachlesen.

Was wollen Sie?

Was und vor allem wer ist Ihnen wichtig? Als Erkrankter verschieben sich der Blick auf das Leben und die Sichtweise, was wichtig ist, sehr schnell. Dinge die Ihnen gestern noch wichtig waren, wie z.B. das Reisen, rückt in der Priorität nach hinten, dafür ist es Ihnen nun ungeheuer wichtig, mal einen Tag ohne Schmerzen oder schlechte Gedanken zu verbringen. Oder Sie freuen sich riesig über jede kleine Körperfunktion, die Sie wieder zurückerlangen. Überlegen Sie einfach mal bewusst, was Ihnen wichtig ist. Weiter hinten finden Sie beim „positiven Umdenken" unter den Punkten „Zielcollage" und „Löffelliste" Methoden, die Ihnen helfen, herausfinden, was Ihnen wirklich wichtig ist.

Hilfe zur Selbsthilfe (Selbstständigkeit)

Es ist natürlich am Anfang unheimlich viel, was auf einen „Frischling" einströmt. Er muss sich am Anfang erst einmal komplett versorgen lassen. Er gibt an der Tür zum Krankenhaus erst einmal seine Intimsphäre ab, muss alles über sich ergehen lassen und sich mit seiner neuen Situation auseinander setzten. Und dann muss der Patient viele Dinge wieder neu lernen. Der eine mehr, der andere weniger. Es ist natürlich einfacher und oftmals schneller, wenn das Pflegepersonal, der Partner oder die Angehörigen die Dinge machen. Ziel ist es aber, das der Patient so selbstständig wie möglich wird.

Wenn der Patient die Sichere Umgebung (Krankenhaus und REHA-Einrichtung) verlässt, muss er vorbereitet sein für den Alltag. Da muss er dann soviel wie möglich selbstständig erledigen. Das stärkt zusätzlich das Selbstwertgefühl und Selbstbewusstsein.

Die meisten Patienten geben an, dass sie die Anhängigkeit (90%) und Hilflosigkeit (70%) am schlimmsten finden. Sie haben es also eigentlich selbst in der Hand, nicht Abhängig und Hilflos zu sein. Zumindest zum größten Teil.

Alleine schafft das der Patient in der Regel nicht. Er braucht Unterstützung auf dem Weg dorthin. Therapeuten (Physio-, Ergo-, etc.) aber auch Familie, Freunde und Partner sollten den Patienten mit viel Ausdauer und Einfühlungsvermögen den Patienten unterstützen.

Meine Stärken und Schwächen kennen

Um Unterstützung einzufordern, ist es zunächst unbedingt wichtig, zu wissen, was Sie können und wo Sie Defizite haben. Denn da, wo Sie selbst stark sind, brauchen Sie keine Hilfe – vorausgesetzt, Sie gelangen dadurch nicht ständig an Ihre Belastungsgrenzen. Es ist gut und ratsam, die eigenen Grenzen zu kennen und mit den vorhandenen Ressourcen effizient zu haushalten. Sollten Sie jedoch Gefahr laufen, sich aus reiner Bequemlichkeit dauernd nur betüddeln lassen, ist dies ein erster Schritt in die „Nicht-Selbstständigkeit"!

Ein Beispiel gefällig? Ich bin beim Einkaufen durchaus in der Lage, ohne Hilfe selbst eine Wasserkiste vom Einkaufswagen in den Kofferraum meines Autos zu hieven, doch bringt mich das sehr schnell an meine körperlichen Grenzen, da meine Tagesaufgaben nicht nur aus dieser einen Wasserkiste besteht. Früher habe ich das alles selbst gemacht, weil ich dadurch zeigen wollte und konnte, dass ich alles alleine schaffe. Doch heute bin ich in der Lage, auch mal um Hilfe zu bitten und mir die Kiste ins Auto heben zu lassen, um meinen Ressourcenvorrat zu schonen.

Doch da, wo Sie Defizite haben, sollten Sie zunächst immer um Hilfe bitten. Es empfiehlt sich hier jedoch später, sich nach und nach einen Weg zeigen zu lassen, wie Sie Ihre Defizite in Stärken umwandeln können.

Ressourcen finden und aktivieren

Was sind Ressourcen? Ressourcen sind alles, was uns hilft, um ins Gleichgewicht zu kommen. Sie werden nach inneren und äußeren Ressourcen unterteilt.

- **Innere Ressourcen**
  Innere/interne Ressourcen sind all das, was man aufgrund seiner Persönlichkeit zur Verfügung hat. Ein Großteil dieser Ressourcen ist angeboren oder anerzogen. Hierzu zählen z.B..

  » Lernfähigkeit
  » kognitive und emotionale Fähigkeiten
  » Reflexionsfähigkeit
  » Humor
  » Güte
  » Werte
  » Normen

- **Äußere Ressourcen**
  Als äußere/externe Ressourcen bezeichnen wir all das, was einem materiell und sozial zur Verfügung steht, z.B.

  » soziales Kapital (Familie, familiärer Halt, Freunde, Bekannte)

» kulturelles Kapital (Klasse/Schicht)
» Finanzielles/ökonomisches Kapital (Geld, Haus, Auto, ein schöner Garten, sonstige Güter)

- **Ressourcen erarbeiten**
  Damit der Patient wieder Zugriff auf neue oder weitere Ressourcen bekommt, muss er sich diese erarbeiten. Dazu hat man folgende Möglichkeiten:

  » Nach Ressourcen fragen
  » Ressourcenstammbaum machen

- **Ressourcenstammbaum**
  » Stammbaum zeichnen lassen
  » Ressourcen der einzelnen Personen eintragen lassen

(Selbst-)Motivation

- **Glückstagebuch/Glücksglas**
  Schreiben Sie sich all die kleinen und großen Dinge und Situationen auf, die Sie zum Lachen oder Schmunzeln gebracht haben. Legen Sie sich dafür einfach ein schönes Büchlein an, das Ihr Glückstagebuch wird. Von diesen tollen Erinnerungen können Sie später immer dann zehren, wenn es Ihnen gerade nicht so gut geht. Oder aber Sie schreiben die Erlebnisse auf kleine und evtl. farbige Zettel, die Sie dann in Ihr Glücksglas legen.

  Das Glücksglas kann nicht nur die lustigen Dinge des Lebens enthalten, sondern auch jede andere schöne Erinnerung und kleine Erfolge, die Ihnen das Leben geschenkt hat. Selbst wenn es für andere völlig unspektakulär erscheinen mag, so kann es in Ihrem Leben sehr viel bedeuten. In das Glas dürfen außerdem auch Fotos, Eintrittskarten oder andere kleine Erinnerungen. Nehmen Sie sich ruhig etwas Zeit, um das Glücksglas schön zu dekorieren. Das macht nicht nur Spaß, es sieht auch noch schön aus! Ideen hierzu finden Si im Internet haufenweise über Googl

Was kann ich selbst für mich tun?

Es ist immer schwer, zu merken und sich eingestehen zu müssen, dass man Hilfe braucht. Dann auch noch konkret bei anderen um Hilfe zu bitten, noch viel schwerer!

Wen kann ich um Hilfe bitten?

In der ersten Phase der Erkrankung sind das Pflegepersonal, die Familie und Freunde sicherlich diejenigen, die Ihnen am meisten unter die Arme greifen können. Dabei ist es wichtig, dass Sie (wenn es Ihnen möglich ist) so genau wie möglich sagen, was und wie Sie (an) Unterstützung möchten.

Ratschlag

- Der Patient soll sich an dem orientieren, was für ihn selbst das wichtigste ist.
- Dem Patienten sollte dabei geholfen werden, zu entdecken, was am besten zu ihm passt im Umgang mit der Erkrankung/Situation und deren Behandlung
- Der Patient soll die eigenen Bedürfnisse, Wünsche und Vorstellungen ernst nehmen
- Der Patient soll herausfinden, was ihm am Leben hält und fördert sie dies!

Hier ein Beispiel:

„Ich möchte bitte einen Joghurt.“. Der Patient bekommt einen Sahne-Amaretto-Kirsch-Joghurt. Blöd nur, dass der Patient weder Amaretto noch Kirsch mag und zusätzlich noch eine Lactoseintolerant hat, sodass er auf die Sahne mit Durchfall reagieren würde. Dumm gelaufen!

Ich hoffe, ich konnte Ihnen an diesem einfachen, wenn nicht sogar banalen Beispiel erklären, was ich damit meinte, als ich schrieb, dass Sie so genau wie möglich sagen sollten, was Sie möchten.

Wenn Sie um Hilfe bitten, dann bitte auch immer so, wie Sie gerne um etwas gebeten werden möchten: freundlich, klar definiert und vielleicht mit einem kleinen Lächeln.

Unterstützung bei Bewältigung einfordern

Freunde, Familie, Psychotherapie, Selbsthilfegruppen

Das hört sich in der Theorie alles so einfach an. Aber vor allem für die Angehörigen, Freunde, Bekannten und das Pflegepersonal, sowie natürlich für die Betroffenen selbst, ist die praktische Umsetzung teilweise sehr schwer. Letzterer fühlt sich ohnehin schon als Last für sein Umfeld und dann soll er zudem auch noch um Hilfe bitten? Oftmals zunächst ein echtes No-Go! Unausgesprochen führt der Zustand jedoch zu einer absoluten Überforderung sowie falschen Erwartungen und Annahme auf beiden Seiten.

- **Überforderung**
  Rasche Überforderung entsteht immer, wenn der Patient annimmt und überzeugt davon ist, alles alleine machen zu können/wollen/müssen, und dabei dann über seine persönlichen körperlichen und psychischen Grenzen hinausgeht. Das ist für einen kurzen Zeitraum sicherlich möglich, nicht aber auf Dauer.

- **Falschannahme**
  Falschannahmen kommen auf, wenn der Patient stillschweigend glaubt, den anderen etwas aufzubürden und zu viel zuzumuten. Würde er jedoch mit den betreffenden Personen offen sprechen, so wird er meist feststellen, dass diese durchaus gerne und ohne Anstrengungen helfen. Und zudem sind auch deswegen

froh darüber, zur Seite stehen zu dürfen, weil man als Nichtbetroffener ohnehin weniger aktiv tun kann als gewünscht. Aus reinen Mutmaßungen wirkliches Wissen zu machen, steht hier als Grundvoraussetzung.

Lernen Sie auch mal „NEIN" zu sagen

Üben Sie sich darin, auch mal nein zu sagen – z.B. wenn es darum geht, dass sich Besuch ankündigt, auf den Sie gar keine (mehr) Lust haben oder Ihnen Dinge angeboten werden, die Sie aber nicht möchten. Stehen Sie zu dem, was Sie fühlen und wollen!

Arbeit mit dem Unterbewusstsein

- **Unser Gehirn denkt hauptsächlich in Bildern.**
  Alles was wir tun, machen wir bewusst über den Verstand oder unbewusst aus unserem Unterbewusstsein heraus. Viele Dinge, die wir anfangs bewusst tun, gehen über die Routine ins Unterbewusstsein über. Ein gutes Beispiel dafür ist das Autofahren. Am Anfang mussten wir noch an alles bewusst denken, wenn wir losfahren wollten. Heute setzen wir uns einfach ins Auto und fahren los.

- **Unser Unterbewusstsein auf Autopilot**
  Und genauso ist es mit vielen Dingen, die wir täglich machen. Manche Dinge haben wir allerdings auch einfach ungewollt und unbewusst übernommen, weil wir es von anderen immer und immer wieder gesagt oder gezeigt bekommen haben. Auf diese Weise werden wir manipuliert – täglich und ständig, sei es durch Werbung, Nachrichten oder auch nur durch Meinungen und Aussagen anderer.

- **Hier nun ein bisschen Theorie, damit Sie wissen, wie unser Gehirn funktioniert:.**
  Das Unterbewusstsein ist zentral in unserem Gehirn

angesiedelt und ist mit dem limbischen System (vegetatives Nervensystem) verbunden. Über 90% unserer Entscheidungen und unseres Tuns wird von unserem Unterbewusstsein gesteuert. Es verarbeitet bis zu 20.000.000 Informationen pro Sekunde und setzt jeden Gedanken in ein erlebbares Bild um. Da es selbst neutral ist, bewertet es das Verhalten nicht, ob es gut für uns ist oder nicht. Es geht es davon aus, dass die Programme (unsere Glaubenssätze) richtig programmiert sind und führt diese nur noch aus. Und gerade hier liegt oftmals das Problem! Glaubensätze wie „Iss deinen Teller leer!" oder „Du kannst das nicht, dafür bist Du noch zu klein!" sind Glaubenssätze, die uns in unserem Handeln hindern und sehr fest in unserem Unterbewusstsein verankert sind. Viele dieser Glaubenssätze passen später im Leben nicht mehr, weil wir uns im Laufe der Zeit verändert und entwickelt haben. Dann wird es wichtig, diese veralteten Glaubenssätze anzupassen.

Das Gute ist, dass wir es selbst in der Hand haben, unser Unterbewusstsein neu zu programmieren. Leichter geht es jedoch mithilfe eines Hypnose-Coaches oder Hypnose-Therapeuten.

Der Verstand, der im Bewusstsein angesiedelt ist, bewertet. Ab dem 8. Lebensjahr arbeitet der Verstand logisch-analytisch und strukturiert. Er ist in der Lage, 7 +/- 2 Informationen gleichzeitig in einer Zehntel-Sekunde aufzunehmen. Durch die Bewertung einer (an und für sich eigentlich neutralen) Situation formen wir unsere Realität in Abhängigkeit davon, wie wir sie bewerten. Mit vielen Dingen assoziieren wir etwas. Hier ein paar Beispiele:

» Zahnarzt – Bohgeräusche, Geruch und Schmerzen
» Weihnachten – Plätzchen, Kerzen, Glühwein, Zimt…

Beachten Sie einmal, was in Ihrem Körper passiert, wenn Sie das hier gerade lesen. Es kommen Bilder hoch, es läuft vielleicht ein Film ab. Sie stellen sich den Geruch von Zimt und Glühwein vor oder bekommen ein flaues Gefühl im Bauch bei der Vorstellung der Bohrgeräusche oder Zahnschmerzen. All das führt zu Reaktionen, die bei jedem, entsprechend seiner Erfahrungen, unterschiedlich sind. Dies macht sich auch die Wirtschaft in Form von Werbung zunutze. Wir werden jeden Tag rund um die Uhr davon beeinflusst, ob im Supermarkt, im TV, im Radio oder auf der Straße. Meist bekommen wir es dies bewusst gar nicht mit, aber es funktioniert.

Machen Sie sich das doch einfach selbst zunutze, und programmieren Sie Ihr Unterbewusstsein einfach auf die positiven Dinge und das, was Sie erreichen wollen. Malen Sie sich als, wie es sein wird, wenn Sie Ihr nächstes Etappenziel erreicht sein wird. Erleben Sie diese Situation in Ihrer Vorstellung mit allem, was Ihnen an Sinnen und Eindrücken zur Verfügung steht. Diese sind: Bilder, Filme, Gerüche, Geschmäcker, Situationen, Gedanken, Musik, Gestiken, Berührungen, Wörter und noch vieles mehr. Nehmen Sie sich Zeit für diese Übung und schauen Sie, was dadurch mit Ihnen und Ihrer Umwelt passiert..

Ändern Sie den Fokus Ihrer Aufmerksamkeit, wenn Sie etwas sagen. Sagen Sie statt „Es wird schon schiefgehen." lieber „Das klappt bestimmt.", hat das gleich eine ganz andere Wirkung auf Sie und Ihre Außenwirkung. Arbeiten Sie hier bewusst auch mit Ihrer Körperhaltung und passen Sie diese immer wieder an. Noch ein Lächeln dazu und Sie strahlen Selbstbewusstsein regelrecht aus. Leben Sie bewusst im „Hier und Jetzt", denn „Du bist, was Du denkst!"

Positives Umdenken

(Reframing, Affination, Erfolgstagebuch, Zielcollage, Löffelliste)

Schön wäre es, wenn man einfach „positiv denkt" und alles wird gut. Aber so einfach ist es nicht. Was jedoch hilft ist, sich auf das Positive im Leben zu konzentrieren. Das fällt natürlich in der akut belastenden Situation alles andere als leicht, aber mit Hilfe geeigneter Methoden kann der Patient das Positive im Leben wieder sehr schnell wahrnehmen lernen.

Im Außen/im Leben findet man immer nur das, wozu man selbst (im Inneren) in Resonanz steht. „Das was du ausstrahlst, wirst du auch zurückbekommen. (Stefan Dudas)“.

Wenn der Patient sich selbst ändert (und nur darauf hat er wirklichen Einfluss), um eine Situation zu ändern, wird sich auch seine Umwelt mit verändern.

Ein Schuldiger im Umfeld wäre auch immer schnell gefunden und es würde sich dann vielleicht sogar entlastend anfühlen. Aber das wäre nur von kurzer Dauer, denn es verhindert, dass man selbst etwas für sich und die Zukunft lernt.

Dies gibt der Aussage: „Jeder sieht nur das, was er sehen will.“ ihre ursprüngliche Bedeutung. Hier ein Beispiel:

Was sehen Sie?

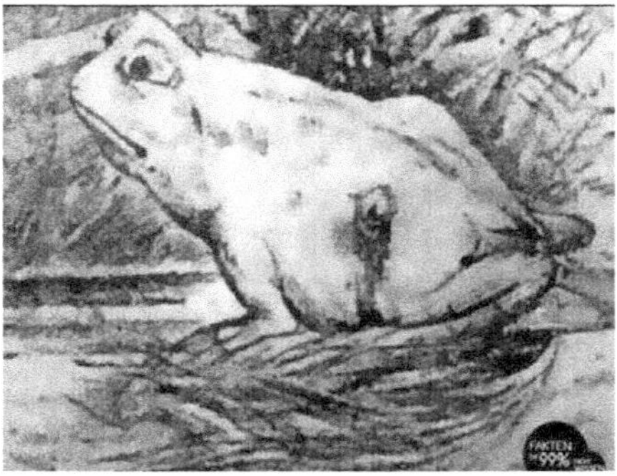

Haben Sie das Pferd gesehen?

Wenn Sie Ihre Erkrankung als Herausforderung sehen und sich dabei mehr auf die positiven Dinge im Leben konzentrieren, dann schaffen auch Sie es besser, diese Herausforderung zu meistern!

Reframing

Reframen heißt, dass man Denkmuster und Erwartungen umdeutet, indem man sie in „einen anderen Rahmen" stellt. Wenn man etwas sagt oder denkt, dann sollte man dies positiv (um-) formulieren. „Das Glas ist halb voll." statt „Das Glas ist halb leer." – einmal mit positivem Rahmen, einmal mit negativem Rahmen. Das hat zur Folge, dass die Bedeutung eine andere wird, obwohl sie den gleichen Sachverhalt beschreiben. Es geht also darum, zu einer anderen Sicht zu gelangen, was ganz bewusst und gewollt eingesetzt werden kann. Diese Methode kommt aus der Systemischen Therapie und dem NLP.

Grundgedanken

- Jedes Verhalten macht Sinn, wenn man den Kontext kennt.
- Jedes Verhalten hat eine sinnvolle Bedeutung für die Kohärenz des Gesamtsystems.
- Es gibt nur Fähigkeiten, Probleme ergeben sich manchmal daraus, dass Kontext und Fähigkeit nicht optimal zueinanderpassen.
- Jeder scheinbare Nachteil in einem Teil des Systems zeigt sich an anderer Stelle als möglicher Vorteil.

Inhaltliches Reframing

- **Bedeutungsreframing**
  Der Inhalt einer Situation verändert sich nicht, bekommt aber eine neue Bedeutung

- **Kontextreframing**
  Verhalten, dass als schlecht bewertet wird, wird in einen anderen Kontext gesetzt, in dem es als gut und förderlich gelten kann.

Beispiele zum Inhaltlichen Reframing

Die Kokosnuss

Hoch von einem Baum aus warf ein Affe einem Sufi eine Kokosnuss auf den Kopf.

Der Mann hob die Nuss auf, trank die Milch, aß das Fruchtfleisch und machte sich eine Schüssel aus der Schale.

Das entlaufene Pferd

„Eine sehr alte chinesische Tao Geschichte erzählt von einem Bauern in einer armen Dorfgemeinschaft. Man hielt ihn für gut gestellt, denn er besaß ein Pferd, mit dem er pflügte und Lasten beförderte. Eines Tages lief sein Pferd davon. Alle seine Nachbarn riefen, wie schrecklich das sei, aber der Bauer meinte nur, »vielleicht«. Ein paar Tage später kehrte das Pferd zurück und brachte zwei Wildpferde mit. Die Nachbarn freuten sich alle über sein günstiges Geschick, aber der Bauer sagte nur, »vielleicht«. Am nächsten Tag versuchte der Sohn des Bauern, eines der Wildpferde zu reiten; das Pferd warf ihn ab und er brach sich ein Bein. Die Nachbarn übermittelten ihm alle ihr Mitgefühl für dieses Missgeschick, aber der Bauer sagte wieder »vielleicht«. Am nächsten Tag kamen die Rekrutierungsoffiziere ins Dorf, um alle jungen Männer zur Armee zu holen. Den Sohn des Bauern wollten sie nicht mehr, weil sein Bein gebrochen war. Als die Nachbarn ihm sagten, was für ein Glück er hat, antwortete der Bauer, »vielleicht«..."

(Bandler/Grinder 2000, 13)

Von der Problemsprache zur Lösungssprache

Neue Wege einschlagen

Die problemorientierte Beschreibung in der linken Spalte wird in eine lösungsorientierte Beschreibung umgewandelt. Dies führt dazu, dass der Patient anfängt, neue Wege einzuschlagen und lösungsorientiert zu denken. Hier ein paar Beispiele und Übungen:

er sondert sich ab — er ist nachdenklich und kontemplativ

sie ist resistent gegen Vorschläge — sie ist darauf bedacht, zu prüfen, was für sie selbst das Beste ist

sie ist manipulativ — sie schafft es, ihre Bedürfnisse erfüllt zu bekommen

Er hat ein Wutproblem – er regt sich manchmal auf

Und jetzt Sie:

er ist ungehorsam

sie ist aufsässig

störend

respektlos

verstrickt

realitätsfremd

Affirmation

Affirmation ist ein einfacher Weg zu Wachstum und Veränderung. Es wird auch oft als Selbstsuggestion bezeichnet, das heißt, der Patient selbst suggeriert seinem Unterbewusstsein etwas und programmiert es damit quasi um.

Leider suggerieren wir uns zu oft selbst zu viel Negatives, z.B.

- „Ich bin hässlich",
- „Ich bin zu dick",
- „So wie Ich aussehe kann mich keiner lieben!"
- „Ich kann das sowie so nicht"

Stattdessen solltest Du lieber denken:

- Ich liebe mich wie ich bin
- Ich schaffe es wieder autonom zu werden
- Ich kann die Aufgabe meistern
- Ich kann den Vortrag auch vor 1000 Leuten halten

Der Patient muss für sich selbst die richtigen Sätze finden, denn nur er allein kann wissen, wie es in ihm aussieht, welche Probleme er hast, was seine Ziele sind und wohin er persönlich will. Hier jedoch ein paar Formulierungshilfen:

- Ich darf…
- Ich kann mir erlauben…
- …jeden Tag mehr und mehr…
- …immer mehr und mehr…
- Es ist gut für mich…
- Ich genieße es…
- Ich werde jeden Tag…
- Schon bald merke ich, dass…
- Ich freue mich darauf…

Unterbewusstsein neu programmieren

Programmieren Sie Ihr Unterbewusstsein positiv, indem sie sich zweimal täglich vor den Spiegel stellen und voller Inbrunst zu Ihrem Spiegelbild 3x folgenden Sätze sagen:

„Ich bin WERTvoll!"

„Ich bin einzigartig!"

„Ich bin ein wertvoller Mensch!"

„Ich bin stark!"

- **Haftnotizen**
  Kleben Sie sich an verschiedenen Stellen, an denen Sie immer wieder vorbeikommen, Haftnotizzettel und schreiben Sie auf alle: „Ich bin gut so, wie ich bin!" ;-)

  Eine gute Alternative hierzu ist, sich einfache und neutrale Klebepunkte an verschiedenen Stellen in der Wohnung, im Auto und am Arbeitsplatz verkleben. Sie persönlich wissen dann genau um die Bedeutung, wenn Sie einen davon sehen: „Ich bin gut so, wie ich bin!"

Erfolgstagebuch

Das Erfolgstagebuch hilft dem Patienten dabei, sich selbst positiv umzuprogrammieren. Leider konzentrieren wir uns heutzutage alle fast nur noch auf das Negative im Alltag. Uns fällt am ehesten all das auf, was schlecht läuft und nur wenig von den positiven Dingen, die uns begegnen. Unsere Medien, allen voran die Nachrichten, leben uns dies auch noch regelmäßig vor. Aber zum Glück kann das jeder selbst ändern. Am Anfang wird es schwierig sein, viele positive Dinge im Alltag zu finden, doch schon bald werden einem immer mehr vor allem und zuerst die positiven Dinge auffallen. Dann denkt man schon während es einem passiert, dass man dies am Abend in sein Erfolgstagebuch schreiben will. Am Ende wird man sich sogar aussuchen können und müssen, welches der vielen schönen Dinge des Tages überhaupt noch aufgeschrieben werden sollen.

Das Ganze hat zudem den tollen Nebeneffekt, dass nicht nur der Patient sich ändert, glücklicher und offener durchs Leben geht, sondern auch sein Umfeld dies wahrnehmen und sich positiv anpassen wird.

Positives Denken kann keine Heilung forcieren, es trägt aber zu einem aktiven und positive Umgang mit der Erkrankung bei.

Ziele eines Erfolgs-Tagebuch

- Steigert das Selbstbewusstseins
- Bewusstwerdung der eigenen Stärken
- Aufspüren und Erkennen von Ressourcen
- Verbesserung der persönlichen Zufriedenheit
- Der Patient sieht, was er schon alles geleistet hat und kann sich dies in schlechten Zeiten wieder bewusstmachen. Oft wird dies nämlich sonst schnell wieder vergessen.

Wie führt man ein Erfolgs-Tagebuch?

Am besten sucht man sich ein schönes Heft oder Büchlein, in das man dann täglich seine Notizen einträgt. Einmal am Tag, möglichst immer zur gleichen Tageszeit, und am besten abends vor dem Schlafengehen, soll sich der Patient ausreichend Zeit für sich nehmen und sich selbst folgende Fragen beantworten.

Schreibe in dem Tagesblatt folgendes auf:

- **Was ist an dem Tag gut gelaufen?**
  Auf was bin Ich stolz? (10 Dinge)
- **Was möchte ich verändern?**
  (10 Dinge, können sich wiederholen)
- **Welche Wünsche und Ziele habe ich?**
  (20 Dinge, die sich so lange wiederholen, bis sie sich erfüllt haben.) Es kann sich hier um materielle Dinge oder aber auch um ideelle Dinge handeln.

Innerhalb kürzester Zeit wird es Veränderungen geben und Ihre Familie, Freunde und Bekannte werden diese auch bemerken und Sie darauf ansprechen.

Zielcollage/Vision Board

Mit Hilfe einer Zielcollage (oder auch „Vision Board“ genannt) kann der Patient seine Ziele, Wünsche und Träume visuell darstellen und festhalten. Dies führt dazu, dass durch das stetige Erinnern an die eigenen Ziele das Unterbewusstsein genau darauf programmiert wird. Die Zielcollage ist dabei kein statisches Bild, das sich der Patient kreiert, sondern ein anpassbares und sich wandelndes Bild der Veränderung. Durch die Visualisierung werden enorme Kräfte freigesetzt. Selbst die Spitzensportler arbeiten damit, indem sie bereits im Training die Erreichung ihrer Ziele vorwegnehmen und sich somit auf den Erfolg programmieren.

Der Weg zur Zielcollage

- **Ideen sammeln**
  Hier darf der Patient wie beim Brainstorming alles aufführen, was ihm einfällt, ohne irgendwelche Bewertung oder Selbstzensur.

  » Welche Fähigkeiten möchte ich erwerben?-
  » Was kann mein Leben noch lebenswerter machen?
  » Was sind meine Ziele in Leben, Familie und Beruf?
  » Was möchte ich innerhalb der nächsten 5/10/20 Jahre erreicht haben?
  » Welche Länder und Orte möchte ich bereist haben?
  » Welche Hobbys möchte ich erlernen oder ausbauen?

- **Ziele formulieren und visualisieren**
  Suchen Sie sich für Ihre einzelnen Ziele Skizzen, Bilder, Merksätze, Sprüche oder Symbole, die jeweils für eines der Ziele stehen. Ob Bilder aus dem Internet, aus Kata-

logen oder selbst gemalt – wie auch immer, Ihrer Kreativität sind dabei keine Grenzen gesetzt. Klar ist jedoch: je detaillierter und genauer ein Ziel definiert wird, umso eher kann es erreicht werden. Auf jeden Fall sollten alle Ziele Optimismus und Zuversicht ausstrahlen. Denken Sie daran, dass die Ziele grundsätzlich wie folgt sind:

» **S**pezifisch: so gut wie möglich beschreibbar
» **M**essbar: das Ziel sollte messbar sein
» **A**ttraktiv: es muss Spaß machen, das Ziel zu erreichen
» **R**ealistisch: es muss für Sie erreichbar sein
» **T**erminiert: eine klare Zeitvorgabe bis zur Erreichung

- **Gestaltung**
  In welcher Größe die Zielcollage erstellt wird oder ob es für die einzelnen Bereiche (Familie, Beruf, Hobby oder Zukunft in 5/10/20 Jahren) separate Collagen gibt, ist jedem selbst überlassen. Ob auf einem farbigen Karton oder in einem Rahmen, bunt oder schwarz/weiß, in 3D oder einfach nur zweidimensional – wichtig ist, dass die Collage sichtbar aufgehängt wird, so dass man mehrmals täglich daran vorbeigeht und sich die eigenen Ziele so immer wieder vor Augen führt.

  Diese Zielcollagen leben und verändern sich. Es empfiehlt sich also, die Collage(n) immer wieder mal zu überarbeiten und bereits erreichte Ziele mit einem roten Kreuz durchzustreichen. Das motiviert zusätzlich, weil man erkennt, was man schon alles verwirklichen konnte.

Löffelliste/Bucket List

Die Löffelliste ist eine Methode aus dem Film „Bucket List" (auf Deutsch unter dem Titel „Das Beste kommt zum Schluss" bekannt). Es geht dabei darum, dass der Patient eine Liste anfertigt mit Dingen, die er unbedingt machen möchte, bevor er buchstäblich den Löffel abgibt. Wenn man dann anfängt, auch entlang seiner Löffelliste zu leben, kann dies der Anfang eines völlig neuen Lebens sein. Es geht also darum, Erfahrungen bewusst zu suchen und zu erleben – und nicht auf den Zufall zu hoffen. Erfahrungen sind die Dinge, die unsere Glaubenssätze formen und uns dadurch dazu bringen, weiter zu wachsen und unser Fühlen und Denken weiter reifen zu lassen.

Auf dieser Liste sollten ca. 100 Punkte stehen. Inspirationen kann man sich im Netz haufenweise holen und seine Listen dort sogar mit anderen teilen. Man sollte sich auf jeden Fall genug Zeit für die Erstellung nehmen und danach auch immer wieder bewusst einen Punkt nach dem anderen davon herausnehmen und in die Tat umsetzen.

- Brainstorming – alles ist erlaubt
- Sichtbar machen – Im Netz, bei Bekannten, etc.
- Tun – leben;
  sich 12 Dinge für das Jahr heraussuchen und danach abharken

Tagebuch

Schrieben Sie in dieses Buch alles, was Sie bewegt.

- Ihre Ängste, Sorgen und Befürchtungen,
- Ihre Wünsche und Hoffnungen
- Offene Fragen, die Sie noch haben
- Angelegenheiten, die Sie regeln wollen
- Ihre Fortschritte, die Sie gerade gemacht haben
- Kleine Alltagsgeschichten, die ihnen passiert sind
- Kleine Gedichte oder Zeichnungen
- Tröstende und motivierende Sprüche oder Zitate
- Dinge, für die Sie dankbar sind, auch wenn es nur Kleinigkeiten sind

Gestalten Sie dieses Tagebuch so ansprechend wie Sie wollen und können. Zum Beispiel mit Stickern oder durch Hand-Lettering. Googlen Sie doch einfach mal nach „Hand-Lettering". Wenn Sie selbst dazu nicht in der Lage sind, so lassen Sie sich dabei doch von einem lieben Menschen unterstützen. Alles was aufgeschrieben ist, ist erst einmal aus dem Kopf und man muss nicht mehr darüber grübeln. Außerdem hat man für spätere Zeiten schwarz auf weiß notiert, was man schon alles geschafft hat und wie der Verlauf war.

Glückstagebuch/Glücksglas

Das Glückstagebuch ist für die glücklichen Geschichten und Situationen vorgesehen. Vielleicht drehen Sie das eigentliche Tagebuch einfach herum und füllen von hinten her das Tagebuch mit den ganz individuellen Glücksmomenten aus Ihrem Alltag.

Spiel & Spaß

Vergessen Sie bei all dem bitte den Spaßfaktor nicht. Machen Sie ein Spiel daraus! Geben Sie zum Beispiel Ihrer Angst einen Namen, dann lebt es sich gleich deutlich leichter damit. Lokalisieren Sie Ihre Angst – wo genau sitzt sie? Bei mir sitzt die Angst übrigens im Unterbauch/Becken und heißt Hermann. Wenn Hermann wiedermal auftaucht, versuche ich mich mit Ihm zu unterhalten und so herauszufinden, was eigentlich der Grund seinen Besuch bei mir ist. Schon alleine dadurch ist meine Angst immer nicht mehr so schlimm.

Leben im „Hier & Jetzt"

Es kann schwer sein, das „Hier & Jetzt" zu akzeptieren, aber es ist eben die Realität. Es bringt nichts, ständig in der Vergangenheit zu leben, in der man noch nicht mit der Erkrankung und den Einschränkungen leben musste. Das Alte, was man so verkrampft festhält und doch nicht ändern kann, muss man loslassen. Dabei ist es wichtig, wie oben schon erwähnt, eine positive Grundeinstellung zu finden und zu seiner persönlich maximal erreichbaren Leistungsfähigkeit zu gelangen. Schon die kleinsten Veränderungen sollten also wahrgenommen und wertgeschätzt werden.

Es nützt nichts, nur das Gipfelkreuz anzuschauen und zu sagen, „Da komme ich nie hoch!". Der Weg ist das Ziel – Schritt um Schritt.

Hilfe zur Selbsthilfe (Selbstständigkeit)

Es ist am Anfang natürlich unheimlich viel, was auf einen „Frischling" so einströmt. Er muss sich erst einmal komplett versorgen lassen, gibt an der Türe zum Krankenhaus zunächst seine Intimsphäre ab, muss alles über sich ergehen lassen und sich mit seiner neuen Situation auseinandersetzen. Und der Patient muss viele Dinge wieder neu lernen – der eine mehr, der andere weniger. Natürlich ist es da oftmals einfacher und schneller, wenn das Pflegepersonal, der Partner oder die Angehörigen Aufgaben für den Betroffenen erledigen. Ziel ist es aber, dass der Patient wieder so selbstständig wie möglich wird.

Wenn der Patient die sichere Umgebung (Krankenhaus und REHA-Einrichtung) wieder verlässt, muss er auf den neuen Alltag vorbereitet sein, in dem er dann soviel wie möglich selbstständig erledigt. Jede erbrachte Leistung stärkt dann zusätzlich das Selbstwertgefühl und Selbstbewusstsein.

Die meisten Patienten geben an, dass sie die Abhängigkeit (90%) und Hilflosigkeit (70%) am schlimmsten finden. Also nehmen Sie es frühzeitig selbst in der Hand, nicht langfristig abhängig und hilflos zu werden – zumindest zum größten Teil nicht.

Alleine schafft der Patient dies in der Regel nicht und braucht Hilfe auf dem Weg dorthin. Therapeuten (Physio-, Ergo-, etc.) aber auch Familie, Freunde und Partner sollten den Patienten mit viel Ausdauer und Einfühlungsvermögen unterstützen.

Selbstverantwortung übernehmen

- **Krankheit und Leben**
  Selbstverantwortung ist das A und O. Der Patient hat die Möglichkeit, die Erkrankung anzunehmen und et-

was aus seinem Leben zu machen. Wenn ihm das gelingt und er gelernt haben wird, mit der Erkrankung und den Einschränkungen zu leben, kann er sich viel besser auf die Zukunft konzentrieren. Mit der Veränderung der Sicht- und Denkweise kann der Betroffene neue Lebensqualität entwickeln. Eine gesunde und ausgeglichene Psyche tut ihr Übriges dazu.

- **Verantwortungsbewusster Umgang mit sich**
  Nachdem der Patient schon Experte seiner Erkrankung ist, sollte er auch verantwortungsbewusst mit sich und seinem Körper umgehen. Dafür sollte er auf die richtige Ernährung achten, nicht zu viel an Gewicht zunehmen, Dekubitusprophylaxe betreiben, sich ausreichend bewegen und sich bei all dem nicht überfordern..

  Der Patient muss die Verantwortung selbst übernehmen. Es ist einfacher, die Verantwortung an andere zu abzugeben, das bringt aber alle miteinander nur kurzfristig weiter. Mit der Krankheit leben lernen

Mit der Krankheit leben lernen

- **Leben akzeptieren**
  Wenn der Alltag Einzug gehalten haben wird, wird es darum gehen, sich selbst zu finden. Was kann ich sonst noch machen? Welche Hobbies kann ich vielleicht betreiben? Was interessiert mich? Was ist möglich und wo? Hier spielen wieder die „alten Hasen" eine große Rolle, denn diese wissen, was es alles gibt und wo man was machen kann. Hilfreich sind hier auch die Behindertenzeitungen sowie die sozialen Medien (wie Facebook und Twitter), die immer wieder neue Ideen bringen – egal, ob es um Hilfsmittel, Sport oder auch den Kampf mit Behörden und Ämtern geht.

- **Krise als Chance nutzen**
  Das hört sich im ersten Moment sehr unglaubwürdig an, aber rückblickend kann ich das wirklich so unterschreiben. Ich möchte hier ein kleines Beispiel von mir geben:

Als ich nach meinem Treppensturz in den Rollstuhl kam, brach für mich, genauso wie für alle anderen, erst einmal eine Welt zusammen. Ich war bis dahin eine aktive Sportlerin und vor allem eine begeisterte Taucherin. Nach der langen Reha habe ich angefangen, mich auch sportlich wiederzufinden. Ich habe wieder mit dem Tauchen angefangen und dann durch Zufall das Rollstuhlcurling für mich entdeckt. Sehr schnell hatte ich viele große Erfolge mit meinem Curling-Team. Diesen Sport und die damit verbundenen Erfolge hätte ich ohne die Querschnittslähmung nie erreichen können. Im Nachhinein kann ich für mich also sagen, dass ich die Chance bekommen habe, bei einer Weltmeisterschaft teilzunehmen und dann auch noch die Bronzemedaille zu gewinnen – das war einfach großartig!

Ein weiteres Beispiel:

Nachdem ich so erfolgreich im Curling war, war mein Leben ganz auf den Sport ausgerichtet. Doch das Schicksal meinte es dann mal wieder anders mit mir: meine Rotatorenmanschette sowie auch die lange Bizeps-Sehne waren eingerissen. Nach der OP war ich nicht mehr in der Lage, meinen Sport weiter auszuüben. Schnell wurde mir langweilig und ich überlegte, was ich alternativ gerne machen wollte. Schon immer hat mich die Hypnose interessiert – das wollte ich auch können. Und prompt war eine neue Idee geboren. Schnell stellte ich fest, dass ich auch die Heilerlaubnis erwerben muss, wenn ich sauber mit der Hypnose arbeiten möchte. Also machte ich kurzerhand meinen Heilpraktiker für Psychotherapie sowie meinen Abschluss als Hypnosetherapeut.

Meine Arbeit als Heilpraktiker für Psychotherapie und Hypnosetherapeutin macht mir so viel Spaß, dass ich für mich sagen kann, dass das Karriereende im Curling letztlich das Beste war, was mir passieren konnte. Naja, bis auf die Schulter-OP, auf die ich doch gerne verzichtet hätte.

- **Das positive sehen**
  Wie die beiden Beispiele zeigen, konnte ich rückblickend das Positive an der jeweiligen Situation erkennen. Direkt nach meinem Treppensturz war ich nicht in der Lage, diesem etwas Positives abzugewinnen, geschweigen denn, überhaupt danach zu suchen.

Wie Sie oben bereits beim Erfolgstagebuch gelesen haben, können Sie Ihr Gehirn sukzessive auf positiv umprogrammieren. Das ist der erste Schritt, um selbst einem schweren Schicksalsschlag etwas Positives abgewinnen zu können.

- **Körper folgt Geist**
  Wenn Sie es schaffen, Ihren Geist dazu zu bringen, umzudenken, dann folgt der Körper diesem nach. Doch was ist, wenn die Seele nicht hinterherkommt? Dann und deshalb ist es wichtig, sich auszutauschen und notfalls professionelle Hilfe in Anspruch zu nehmen.

- **Perspektivenwechsel**
  Lernen Sie, das Leben einfach auch mal durch eine andere Brille zu sehen, und Sie werden überrascht sein, was das Leben alles zu bieten hat.

- **Emotionales Gleichgewicht**
  Erkrankungen und Krisen rütteln ganz schön an unserem emotionalen Gleichgewicht. Es geht also immer auch darum, das Konto sukzessive wieder ins Positive zu bringen – Ihr „Gute-Laune-Konto“ sollte immer gut gedeckt sein. Die Psychologie sagt, dass auf eine negative Emotion drei positive Emotionen folgen müssen, damit das Konto sich wieder im Gleichgewicht befindet. Negative Emotionen sind Angst, Wut, Trauer, Ekel und Scham. Positive Emotionen sind Glück/Freude, Neugier/Überraschung und Vertrauen. Nach einer angstbesetzten Untersuchung lege ich mich gerne in eine warme Badewanne bei einem Gläschen Wein und mit einem guten Buch.

Sie sehen also, selbst mit kleinen Interventionen können Sie das „Gute-Laune-Konto“ wieder ausgleichen. Je mehr Positives im Alltag passiert, umso mehr lädt sich das Konto auf. Das ist wichtig, denn es wird immer wieder Tage geben, an denen es Ihnen nicht so gut geht und Sie das Konto nicht aufladen können. Zudem ist klar, dass sie nicht zu lange nur von der Substanz des Kontos zehren dürfen. Manchmal ist es aber auch wichtig, seine negativen Emotionen einfach zu und raus zu lassen. Es ist dann nur wichtig, sich die Situation im Nachhinein anzuschauen, zu analysieren und wieder ins handeln zu kommen. Wenn nicht, rutscht man leicht in eine depressive Episode.

- **Zeit nehmen**
  Nehmen Sie sich die Zeit, die Sie brauchen, um sich Stück für Stück ihre eigene Lebensqualität zurückzuerobern. Es bringt nichts, sich gleich zu Beginn zu verausgaben. Der Weg ist lang und braucht viel Geduld. Wenn Sie nicht achtsam mit sich und Ihren Kräften umgehen, kommt es schnell zu einem Burnout oder einer Depression – und gerade bei kleinen Rückschlägen ist man anfälliger dafür.

  Kommen Sie weg von der „Schneller – weiter – höher“-Denke,

  lassen Sie sich vor allem nicht von anderen beeinflussen und bleiben Sie bei sich und Ihren Wünschen. Jeder braucht einfach die nötige Zeit, die es eben individuell braucht, um seinen Weg zu finden.

- **Lebensqualität**
  Wichtig ist, dass jeder seine individuelle Lebensqualität findet. Für den einen ist es die vermeintliche Kleinigkeit, ohne Hilfe selbst essen zu können, ein anderer möchte selbstständig in einer eigenen Wohnung leben können, Musik machen oder was auch immer.

Und was macht Ihr Leben lebenswert? Wie definieren Sie Ihre Lebensqualität? Machen Sie sich Ihre eigene Liste.

Das was Sie heute als Lebensqualität definieren, muss nicht Ihre Lebensqualitätsvorstellung in 5 Jahren sein. Die Dinge sind nicht in Stein gemeißelt und können sich, entsprechend Ihren Fähigkeiten, Ihrer Umwelt sowie Ihrer Ideen, immer wieder ändern.

- **Wichtig ist immer der Austausch mit Leuten, die sich auskennen.**

Begleiterkrankungen und Rückschläge

Im Zuge einer Erkrankung oder Behinderung kann es leider auch immer mal zu Rückschlägen oder Begleiterkrankungen kommen.

- **Neue Untersuchungen**
  Wer kennt das nicht: die nächste Untersuchung steht an und man hat Bammel davor! Die Blutwerte stimmen nicht und es sollen weitere Untersuchungen gemacht werden. Schon läuft das Gedankenkarussell auf vollen Touren. Versuchen Sie, die Zeit bis zu den Ergebnissen so gut wie möglich durch Ablenkung zu verbringen. Sorgen können Sie sich auch später noch machen, falls entsprechende Ergebnisse dazu Anlass geben.

- **Begleiterkrankung**
  Aufgrund einer veränderten Körperhaltung kann es zu Begleiterkrankungen des Haltungsapparates kommen. Die Muskulatur verkrampft wegen der nicht natürlichen Fehlhaltung und der Körper sucht sich ausgleichende Schonhaltungen, wodurch es zu einer Fehlbelastung anderer Gelenke kommen kann. Aber auch wenn ein Organ nicht mehr hundertprozentig seinen Dienst tut

oder einfach macht, was es will, dann wissen Sie ja jetzt, was Sie alles tun können, um da emotional wieder herauszukommen.

- **Angst davor, was als nächstes kommt**
  Immer wieder schwingt die Angst davor mit, was wohl als nächstes kommt. Das muss aber nicht sein. Versuchen Sie, für sich das bestmögliche herauszuholen und sich prophylaktisch so zu verhalten, dass die Angst unbegründet sein wird.

  Falls es doch zu einer Begleiterkrankung oder einer neuen Erkrankung kommen sollte, stellen sich viele die Frage: „Werde ich es wieder schaffen?“ oder „Lohnt sich das überhaupt noch? Ich habe keine Lust mehr zu kämpfen!“. Diese oder andere Aussagen sind aber eben nur die erste Reaktion auf die Erkrankung während der Schock-Phase. Sobald diese durchgestanden sein wird, werden Sie auch wieder zu kämpfen beginnen – bestimmt!

- **Strategien bei Rückschlägen**
  Ablenkung ist auch hier wieder das A und O. Tun Sie sich etwas Gutes, schreiben Sie sich alles von der Seele, zeichnen oder musizieren Sie, bewegen Sie sich, unternehmen Sie etwas mit netten Leuten oder lassen Sie einfach mal Ihren Gefühlen freien Lauf. Gehen Sie in den Wald und schreien und stampfen Sie dort oder nutzen Sie zuhause alternativ einen Sandsack hierzu.

  Manche mögen es lieber etwas unpersönlicher und schreiben andere in einem Forum oder einer Facebook-Gruppe, um so das eine oder andere ernst gemeinte Wort (oder Smiley) der Aufmunterung zu erhaschen.

- **Persönlichkeit zählt**
  Nur weil ein Teil des Körpers nicht wie von der Natur vorgesehen funktioniert, heißt das nicht, dass man eine andere Person ist. Sie sind, wer Sie immer waren – nur jetzt eben um eine Erfahrung reichen.

Papierkram

Es hört sich für Sie jetzt sicherlich schlimm an, aber es gehört einfach mit dazu. Wie sieht es mit Ihren Unterlagen aus? Haben Sie an alles gedacht?

Verfügungen & Co

Patientenverfügung, Vorsorgevollmacht, Bankvollmachten, Testament – jetzt haben Sie noch die Gelegenheit, alles in Ihrem Sinne zu regeln. Also tun Sie es auch jetzt!

Hierfür gibt es viele Informationen und sogar Vorlagen im Internet. Eine gute und vertrauensvolle Seite ist dabei die des Bundesministeriums für Verbraucherschutz (www.bmjv.de).

Benutzerkonten

In Zeitalter des Internets haben wir so viele Benutzerkonten und zu jedem womöglich ein anderes Passwort. Für den Fall, dass jetzt jemand anderes in Ihrem Name etwas ändern soll oder muss, ist es wichtig, dass dieser an ihre Daten kommt. Machen Sie sich hierfür doch eine vertrauliche Liste mit allen Internetseiten, auf denen Sie ein Benutzerkonten haben und schreiben Sie die zugehörigen Logindaten daneben. Sie werden überrascht sein, wie viel da zusammenkommt.

Krankenakte

Menschen mit einer schweren oder chronischen Erkrankung sollten sich daheim eine eigene Krankenakte anlegen. Diese sollte die aktuellen Befunde und Medikationen, wichtige Untersuchungsergebnisse und Blutwerte in Papierform sowie aktuelle Röntgen-, CT- und MRT-Bilder auf CD enthalten. Lassen Sie sich einfach eine Kopie Ihrer Unterlagen von den Arztpraxen und Kliniken aushändigen und heften Sie sie mit ab.

Chronologische Was-War-Wann-Liste

Es ist häufig gut zu wissen, was die Krankenhistorie betreffend wann genau war und was (in einfachen Stichworten beschrieben) gemacht wurde. Viele Ärzte, Krankenkassen und auch Versicherungen fragen immer wieder nach irgendwelchen Operationen und Behandlungen. Aber auch für Sie persönlich wird es interessant und wichtig sein, hin und wieder zurückzublicken auf das, was alles schon geschafft und überwunden wurde!

Erste-Hilfe-Tools

Fehlende wirksame Handlungsmuster bei Verlusten, schweren Erkrankungen und größeren Veränderungen führen bei uns Menschen zu Angst. Deshalb habe ich Ihnen nachfolgend ein paar Tools zusammengestellt, damit Sie wieder handlungsfähig werden.

Achtsamkeit

Gehe Sie achtsam mit sich und Ihren Gedanken um. Das betrifft Körper, Geist, Gefühle und Emotionen. Seien Sie offen und klar für die Fülle der Wahrnehmung die Sie umgeben. Dazu gibt es viele verschiedene Übungen wie ein Body-Scan, bei dem die Achtsamkeit auf jeden Teil des Körper und seine Empfindungen gemacht. Eine andere Möglichkeit sind Achtsamkeitsmeditationen, die sowohl im Sitzen wie auch im Laufen gemacht werden können. Eine sehr schöne Achtsamkeitsübung ist, sich einfach nur auf seine Atmung zu konzentrieren. All diese Achtsamkeit für unter anderem dazu, dass der Stresslevel verringert wird, chronische Schmerzen wie auch Kopfschmerzen/Migräne weniger stark wahrgenommen werden. Selbst bei Ängsten, Depressionen, Schlafstörungen und vorbeugend gegen Burn-Out kann Achtsamkeit helfen. Das wichtigste aber ist, dass Sie dadurch besser mit Ihrer Erkrankung umgehen lernen.

- **Atemübungen**
  Als erstes einmal sollten Sie nach einer Schreckensnachricht tief durchatmen. Es gibt viele verschiedene Atemübungen, die einem in Akutsituationen helfen, erst einmal herunterzukommen. Die einfachste Atemübung hierzu ist, doppelt so langsam auszuatmen wie einzuatmen.

- **Gedanken-Stopp**
  Jedes Mal, wenn ein negativer Gedanke aufkommt oder Sie ins Grübeln verfallen, denken Sie „S T O P!". Dadurch wird der Gedankengang direkt unterbrochen und Sie können diesen Gedanken weglegen.

- **Gummiband-Trick**
  Dieser Trick kommt aus der Angst-Psychologie. Dazu stülpen Sie sich ein festes Haargummi um Ihr Handgelenk. Immer wenn die Angst in Ihnen hochsteigt oder ein schlechter Gedanke Sie zu übermannen droht, ziehen Sie einfach schnell am Gummiband und lassen es sofort wieder gegen ihr Handgelenk „fatzen". Dies führt, ähnlich dem Gedanken-Stopp, auch dazu, dass Sie den Gedanken abrupt unterbrechen.

- **Ordnung ins Gehirn bringen**
  Um handlungsfähig zu bleiben, sollten Sie Ordnung in Ihr Gehirn bekommen. Dies können Sie z.B. dadurch erreichen, dass Sie Tagebuch schreiben.

Geborgenheit

Geborgenheit ist ein Grundbedürfnis, das wir bereits aus dem Mutterleib kennen und, egal in welchem Alter, immer wieder einfordern (sollten). Sie fördert die Glückshormone, die uns mehr Zufriedenheit bringen. Geborgenheit kann ebenso durch Kleinigkeiten wie ein Kuscheltier, eine Wärmflasche, ein warmer Tee, ein Paar kuschelige Socken oder Ihre Lieblingskuschelkleidung gefühlt werden. Am besten und verlässlichsten entsteht sie aber immer noch im Umgang mit geliebten Menschen oder Tieren.

Auch eine eigene Umarmung zusammen mit gleichzeitigem Wiegen (wie ein Baby) beruhigt das Nervensystem und fährt das vegetative Nervensystem herunter. Dies führt dazu, dass sich die Muskeln entspannen, der Herzschlag beruhigt und somit auch die gesamte Gemütslage bessert.

Sich anderen anvertrauen

Es ist ein schwieriger Schritt, sich anderen anzuvertrauen und diesen gegenüber offen über seine Gefühle, Sorgen und Ängste zu sprechen. Aber genau das kann sehr entlastend sein und Trost sowie Verständnis einbringen.

Und sollten Sie sich dennoch nicht an Bekannte, Freunde, Kollegen oder Nachbarn wenden wollen, um diese nicht zu belasten, dann schreiben Sie es doch einfach in Ihr Tagebuch oder Blog. Vielleicht erklären Sie sich auch gelegentlich Ihrem Tier (Hund, Katze, …) oder Kuscheltier. Tiere, vor allem Hunde, können sehr feinfühlig sein.

Ängste und Sorgen

Ein schlechtes Gefühl kann nie parallel zu einem guten Gefühl bestehen. Sprich, man kann z.B. nicht lachen und gleichzeitig traurig sein. Unverarbeitete Ängste und Sorgen mindern Ihre Lebensqualität und haben langfristig negativen Einfluss auf Ihre Konzentration und Ihren Lebensmut.

Sie sind Ihren Ängsten und Sorgen aber nicht ausgeliefert, sondern Sie haben es selbst in der Hand, etwas dagegen zu tun. Eine einfache Möglichkeit, Ihre sie aus dem Kopf zu kommen ist, sie auf einen Zettel zu schreiben und danach den Zettel in einer Schale zu verbrennen. An Orten, wo man den Zettel nicht verbrennen kann (z.B. im Krankenhaus), kann man ihn auch einfach nur zerreißen und im Klo herunterspülen.

Eine andere Möglichkeit des wirksamen Umgangs ist Ablenkung. Hierzu können Sie z.B. Kurzzeitspiele auf dem Handy spielen. Dies führt dazu, dass Sie ihre aufgewühlten Gefühle und sorgenvollen Tagträume unterbrechen und sogar Schmerzen weniger intensiv wahrnehmen werden. Die Aufmerksamkeit wird dabei einfach umgelenkt. Für all die, die nicht so fit am Handy sind, geht natürlich auch das gute alte Kreuzworträtsel, ein Sudoku, ein Puzzle oder Handarbeit.

Der Sichere Ort

Es ist schon sehr eng und laut im MRT oder CT – da kann man schon mal Angst bekommen. Ich selbst benutze hierbei die Technik „Der sichere Ort" aus der Hypnose und schaffe es so, innerhalb kürzester Zeit im MRT einzuschlafen. Dabei geht es darum, dass man vorher schon lernt, sich einen für sich ganz persönlich wunderschönen Ort mit allen Sinnen (sehen, hören, riechen, schmecken, tasten) vorzustellen. Wenn man gut geübt ist, hilft dieser „sichere Ort" einem, das vegetative Nervensystem innerhalb kürzester Zeit herunterzufahren und zu entspannen. Sie können aber auch einfach eine Wunschreise unternehmen. Wichtig ist einfach nur, dass Sie mit all Ihren Sinnen und Gefühlen auf die Reise gehen. Diese Techniken können Sie immer und überall unbemerkt von anderen anwenden, wenn sie sich herunterfahren wollen/müssen.

Spazieren gehen/rollen

Gehen Sie eine Runde spazieren. Wer nicht gehen kann, sollte sich seinen Rollstuhl schnappen und sich nach draußen begeben (oder sich schieben lassen). Danach haben Sie sicherlich wieder mehr Sinn und Muse, sich um momentan anstehende Aufgaben zu kümmern. Gehe sie dabei achtsam durch die Welt und nehmen auf dem Weg so viel wie möglich um sich herum bewusst wahr.

Tageslicht-Lampe

Wer nicht raus kann, der sollte sich eine Tageslichtlampe besorgen. Diese Lampe hat eine Lichtstärke von 10.000 LUX und dient dem Ausgleich von Lichtmangelerscheinungen sowie auch gut gegen saisonale Depressionen (Winterdepression). Dabei wird der Hormonhaushalt angeregt und die Symptome wie Unausgeglichenheit oder Energie- und Antriebslosigkeit bekämpft.

Adrenalin niedrig halten

Wenn bereits Angst mit im Spiel ist, ist Adrenalin eher kontraproduktiv, denn die Angstspirale steigert sich dann genauso ins Unermessliche wie etwaige schlechte Gedanken. Vermeiden Sie daher einen hohen Koffeinspiegel, indem sie Kaffee, schwarzen und grünen Tee sowie Energie-Drinks nur wohldosiert konsumieren. Sollten Sie auf Koffein nicht verzichten wollen, dann legen Sie einfach eine kleine Mediation oder ähnliches zum Ausgleich ein.

Im Glückstagebuch stöbern

Blättern Sie in den selbst dokumentierten schönen Erinnerungen der letzten Zeit.

Glücksglas öffnen

Ziehen Sie ein bis zwei Zettel oder Fotos aus Ihrem Glücksglas und erinnern Sie sich an das dokumentierte Erlebnis mit all Ihren Sinnen. Stellen Sie sich vor, wie Sie sich damals gefühlt haben. Waren da evtl. besondere Gerüche und Düfte? Gab es etwas zu schmecken, vielleicht eine Speise oder ein Getränk? Wie war die Umgebung?

Je mehr Sinne Sie beim Erinnern mit hinzunehmen, umso intensiver ist das Erleben. Sie erhalten so die gleichen Glücksgefühle wie damals, als Sie die Situation erlebt haben.

Stadt, Land, Fluss

Mit dieser Methode können Sie Ihre Aufmerksamkeit gut umlenken, wenn Sie z.B. langwierige Untersuchungen haben, auf dem Zahnarztstuhl sitzen oder lange Wartezeiten beim Arzt haben. Jeder kennt das Spiel „Stadt, Land, Fluss" und hat es schon oft gespielt. Gerne können Sie auch mal variieren und eher Begriffe wie Schauspieler, Obstsorten, TV-Serien, Markennamen, Kosenamen, etc. wählen. Suchen Sie während des Spiels mit sich selbst dann zu jedem Buchstaben des Alphabets je einen Begriff jeder Kategorie..

NEUORIENTIERUNG

Eine Krankheit/extreme Situation kann auch eine echte Chance für einen Neuanfang sein. Wenn ein schlimmes Ereignis eintritt, egal ob es sich um einen Querschnitt oder einen Herzinfarkt, ein urplötzlicher Tod oder eine unerwartete Krankheit handelt, gibt diese einem schon fast zwangsläufig die Möglichkeit, sich über den Sinn des Lebens Gedanken zu machen. Gerade wenn der frischverletzte Patient lange Liegezeiten hat und das Bett nicht verlassen kann, kommt es früher oder später zu solchen Überlegungen. Diese Chance auf einen Neuanfang sollte man, trotz aller situationsbedingter Belastung, nicht ungenutzt lassen.

Wir Menschen haben die Fähigkeiten, den Sinn der eigenen Existenz nach schweren Lebenskrisen wieder neu zu definieren und frische Lebensqualität zu empfinden.

- Das eigene Leben ist endlich
- Stärken und Schwächen kennen und annehmen
- Leben leben/Selbstverwirklichung
- Dem Leben ein Richtung geben
- Sichtweise ändern
- Ein sinnvoller Teil der Gegenwart sein

Das eigene Leben ist endlich

Wenn uns wieder bewusst wird, dass unser Leben morgen bereits vorüber sein könnte, kann man viele Dinge aus einer völlig anderen Perspektive betrachten. Man muss sich nicht mehr unbedingt wegen unwichtiger Kleinigkeiten aufregen, z.B. wenn das Auto vor uns mal wieder wie eine Schnecke vor uns herschleicht.

Was wäre denn, wenn ich weiß, dass ich morgen nicht mehr leben würde?

- Was würde ich gerne noch machen (Löffelliste)?
- Mit wem würde ich gerne noch sprechen?

- Was würde ich wem gerne noch sagen? (z.B. „Ich hab dich lieb!“)

Charlie Braun: „Eines Tages werden wir alle sterben, Snoopy“
Snoopy: „Ja stimmt, aber an allen anderen Tagen werden wir leben“

Die Peanuts

Stärken und Schwächen kennen und annehmen

Es ist für den Patienten wichtig, seine eigenen Stärken und Schwächen zu kennen. Dadurch kann er neue Interessen für sich finden, mit denen er sich in Zukunft beschäftigen möchte. Wenn er auch um seine Schwächen weiß, kann er daran arbeiten und daraus eventuell sogar eine Stärke werden lassen.

Wichtig: jeder Mensch hat Stärken. Es gibt niemanden, der nicht irgendetwas gut kann. Es muss vielleicht nur erst entdeckt werden, weil es verschüttet wurde oder man vor „lauter Bäumen den Wald nicht mehr sieht“!

- **Mehr über sich selbst erfahren**
  Wenn man ehrlich um seine Stärken und Schwächen weiß, kann man mehr über sich selbst erfahren.

- **Weiterentwicklung**
  Durch neue Ressourcen, Stärken und positive Fokussierung besteht die Möglichkeit, dass sich jeder Mensch auch nach schwierigen Lebenssituationen weiterentwickelt.

- **Abends „Revue passieren lassen“**
  Jeder, egal ob krank oder gesund, sollte sich regelmäßig abends Zeit nehmen, um den Tag „Revue passieren zu lassen“ und das Positive des Tages aufzuschreiben. (Siehe Erfolgstagebuch)

LEBEN LEBEN/SELBSTVERWIRKLICHUNG

Letztlich geht es darum, das neu ausgerichtete Leben zu leben und darin seine neuen Lebensziele zu verwirklichen.

- **Leben im „Hier & Jetzt"**
  Es hat keinen Sinn, weiter in der Vergangenheit zu leben, denn dieses frühere Leben wird es nie mehr geben. Dafür kann es ein regelrechtes Abenteuer sein, neues zu entdecken.

- **Neue Wege gehen**
  Warum sollte man immer alles so machen, wie alle anderen?

  Finde deinen eigenen Weg

- **Pläne nicht aufschieben**
  Da man nie weiß, was morgen ist, sollte man seinen Wunsch/Plan nach Möglichkeit bereits heute umsetzen – denn morgen kann es schon zu spät sein!!

- **Mut gegen den Strom zu schwimmen**
  Hierbei geht es darum, dass der Patient lernt, sich genau mit den Dingen zu beschäftigen, die er möchte – ganz egal, was andere sagen. Es gibt Menschen, die z.B. trotz ihrer Behinderung und der daher noch höheren Anstrengung auf den Jakobsweg gegangen sind. Sie haben geschafft, was sie sich vorgenommen hatten (und wofür sie für verrückt gehalten wurden) und sind gestärkt aus dieser Erfahrung hervorgegangen. Jeder kann für sich an diesen Punkt finden. Warum sollte man stattdessen Lebenszeit verplempern mit der Erledigung von Dingen, die man eigentlich nicht mag? Nur weil man körperlich/gesundheitlich eingeschränkt ist? Ganz sicher nein

- **Sich mit Dingen/Menschen umgeben dir mir gut tun**
  Warum sollte man sich mit Dingen beschäftigen, die einem nicht gut tun oder die man nicht mag? Warum sollte man sich für etwas abrackern und sich dann noch dafür anmachen lassen oder gar rechtfertigen? Das hat niemand nötig, egal ob krank, behindert oder gesund!

  Das Gleiche gilt für Personen im persönlichen Umfeld. Warum sollte man sich mit Menschen abgeben, die einem einfach nicht gut tun? Die alles besser wissen? Einen nicht wirklich respektieren und schätzen? Die hinterrücks über einen herziehen?

  Man muss sich einfach immer wieder nur die einfache und Klarheit schaffende Frage selbst beantworten: „Bin ich mir das wert?“

- **Sich selbst verwöhnen**
  Regelmäßig sollte man einfach mal die Seele baumeln lassen und sich etwas gönnen: ein schönes Bad, einen Wellness-Tag, ein leckeres Essen, schöne Kleidung, ein gutes Buch, seine Lieblingsmusik, Zeit mit Freunden verbringen, etc.

- **Rückschläge & Misserfolge**
  Es ist wichtig, Rückschläge und/oder Misserfolge als Patient mit der nötigen Gelassenheit hinnehmen zu lernen. Das ist nicht gerade einfach, das ist klar, aber schließlich ist es nichts anderes als eine weitere Herausforderung sowie eine erneute Chance, dem Leben aufs Neue Inhalt und Sinn zu geben.

Sinn geben

Hier geht es darum, dass der Patient lernt Gründe zum Handeln und Leben zu finden.

- Was ist mein persönlicher Sinn des Lebens?
- Warum glaube ich, dass ich hier auf der Welt bin?
- Was ist meine Aufgabe hier auf der Erde?
- Wofür lohnt es sich zu leben?

Sichtweise

Nachdem sich der individuelle Sinn des Lebens geändert hat, ist es wichtig und fast unvermeidlich, die Perspektive auf das Leben und so manche Lebensweisheit zu verändern.

- **Nicht alles ist negativ**
  Es ist wichtig, dass der Patient lernt, dass eben nicht alles negativ ist und er nicht bereits im Vorfeld eines Geschehens selbst annehmen sollte, es werde schlecht ausgehen. Hier hilft meistens schon, abzuwarten bis Ergebnisse da sind oder eine Situation geklärt ist

- **Dem Negativen immer was Positiven gegenüber stellen**
  Ist ein bedrohliches Ereignis eingetreten, so sollte man diesem möglichst ein positives Ereignis gegenüberstellen, damit das negative nicht mehr ganz so massiv erscheint.

- **Blickrichtung ändern**
  Beschreiben Sie das sprichwörtliche Glas immer als halb voll statt halb leer. Es kommt immer wieder darauf an, wie der Blick auf etwas geworfen wird, und das selbst zunächst negativ Wirkendes positiv formuliert werden sollte.

- **Leben mit Humor**
  Man kann auch mit einer Behinderung/Lähmung das Leben mit Humor nehmen. Es gibt sogar einen Behindertenhumor, der für viele (vor allem für Nichtbehinderte) zunächst etwas schwer zu verstehen oder gar befremdlich ist.

Für Familie, Angehörige und Umwelt

Familie, Partner, Freunde, Bekannte und Kollegen sind genauso geschockt von dem einschneidenden Ereignis und den dadurch verursachten Veränderungen, wie der Betroffene selbst. Zu den gewohnten beruflichen und privaten Verpflichtungen, eventueller finanzieller Sorgen und Sorgen um die Zukunft kommt nun noch die Sorge um den Betroffenen hinzu. Sie sind als Außenstehende nämlich nur bedingt in der Lage, aktiv positive Veränderungen herbeizuführen, die eigentliche Arbeit liegt beim Betroffenen selbst.

Viele Angehörige kümmern sich aufopferungsvoll um den Betroffenen, ohne dabei Rücksicht auf diesen und sich selbst zu nehmen. Sie vernachlässigen ihre eigenen Freunde und Interessen, büßen Entspannung ein und über kurz oder lang kommt es auch bei Ihnen zur Überforderung – denn auch sie brauchen Trost und Unterstützung!

Sie leiden mit und drücken dieses Mitleid oftmals auch aus. Allerdings nützt Mitleid niemandem wirklich. Weder Ihnen noch dem Betroffenen. Viel besser wäre stattdessen folgendes:

- Kommunikation
- Information
- Ansprechpartner
- Beziehungen
- Hilfe im Rahmen des eigenen Gleichgewichts
- Beziehung nicht aufs Spielsetzten
- Veränderungen und Herausforderungen anregen, leiten und lenken
- Achtung & Respekt
- Betroffener ist mehr als nur seine Krankheit
- Selbstbestimmtheit
- Eigene Bedürfnisse
- Unterstützung einfordern, auch professionelle psychologische

Kommunikation

- **Ruhe bewahren**
  Überlegen Sie zunächst, was der nächst Schritt sein könnte und überstürzen Sie nichts. Bevor Sie tiefgreifende Veränderungen wie Wohnungswechsel (barrierefreie Wohnung oder Pflegeheim), Autoumbau, Kündigung von Arbeitsstelle oder Verträgen vornehmen, verschaffen Sie sich erst einmal einen Überblick und warten Sie ab, was die Therapien bringen und wie die weiteren Diagnosen ausfallen. Sie haben danach immer noch genug Zeit – lassen Sie sich zu nichts hinreißen.

- **Die richtigen Worte finden**
  Es ist am Anfang nicht leicht, die richtigen Worte zu finden. Manchmal reicht es aber auch aus, ganz ohne viele Worte einfach nur da zu sein und regelmäßige Präsenz zu zeigen. Oder den Betroffenen buchstäblich einfach nur zu halten, frei nach der Devise „Ich halte dich, ich bin bei dir!". In solchen Situationen versteht man sich sowieso oft auch ohne Worte. Es gibt ohnehin kein Patentrezept dafür, was und wie man (etwas) sagen soll. Am besten man spricht das aus, was man denkt, das ist ehrlich und authentisch. „Ich habe gerade erfahren, dass du den Unfall hattest. Ich würde gerne etwas sagen, was dir hilft, aber mir fällt nichts ein." oder „Ich komme mir blöd vor, dir zu sagen, wie leid mir das mit deiner Erkrankung tut, aber irgendetwas möchte ich dir sagen, wie betroffen mich das macht." Wären dafür gute Beispiele.

  Aber bitte vermeiden Sie so Floskeln wie: „Kopf hoch, das wird schon wieder!" oder „Du musst jetzt nach vorne sehe!". Das sind unpersönliche Sätze, die höchstens ihre Hilflosigkeit ausdrücken und dem Patienten nicht wirklich helfen. Sagen sie dann eher noch „Ich kann verstehen, dass es sich so anfühlt, als ob es im Moment nicht mehr weitergeht. Ich werde dich auf deinem Weg da durch begleiten." oder „Es fällt mir schwer, auszuhalten, dass es dir gerade so schlecht geht."

Hier eine List von weiteren hilfreichen Sätzen:

» „Ich gehe mit dir durch Dick und Dünn, egal was passiert."
» „Du brauchst mich nicht zu schonen, ich kann deine Gefühle, Ängste und Sorgen aushalten und werde den Weg mit dir gehen."
» „Mir fehlen die Worte, aber wenn du reden möchtest, höre ich dir gerne zu."
» „Wenn dir nach schweigen ist, werde ich mit dir schweigen."
» „Ich möchte dich bei deinem Weg unterstützen. Bitte sag mir, wie ich dir am besten helfen kann."
» „Was brauchst Du, damit du dich besser fühlen kannst?"
» „Ich habe da eine paar Fragen, aber wenn du sie nicht beantworten möchtest ist das auch ok für mich."
» Darf ich dir helfen, ober möchtest du es selber erst einmal versuche/ selber machen?

- **Wie begegnet man dem Betroffenen am „Besten"/am „Richtigsten"?**
Vielleicht sind Sie persönlich gerade in einer tollen Situation und trauen sich gar nicht, Ihr Glück dem Betroffenen gegenüber zu zeigen. Vielleicht sind sie auch sehr im Stress, wollen sich trotzdem Zeit für ihn nehmen. Da hilft es, einfach nur „Sie selbst zu sein". Gekünsteltes Verhalten und Gerede bringt keinem etwas und wird über kurz oder lang auch keinen Bestand haben..

- **Offen über die Krankheit sprechen**
  Reden ist in dieser Situation so schwierig, weil beide Seiten so sehr verletzt und gleichzeitig auch so verletzlich sind. Wer redet schon gerne über schlimme Situationen, die das ganze bisherige Leben und persönliche Weltbild auf den Kopf stellen. Wir haben es in den seltensten Fällen gelernt, über negative und schwierige Situationen, geschweige denn über Behinderung und Tod angebracht zu reden. Das macht es uns so schwer.

  Sollen entfernte Angehörige/Bekannte/Kollegen die Erkrankung/Situation überhaupt ansprechen? Wenn es ihnen ein Bedürfnis ist, dann ja.

- **Direkt Fragen, welche Hilfe benötigt wird (nicht spekulieren)**
  Die Bedürfnisse und Wünsche von Patienten und Angehörigen können in der gleichen Situation sehr unterschiedlich sein. Es nützt nichts, darüber zu spekulieren, was der Betroffene möchte und welche Hilfe er brauchen könnte. Jeder benötigt und fühlt Unterstützung anders. Der eine empfindet die Unterstützung als hilfreich, der andere wieder als Belastung. Derjenige der Hilfe gibt, würde in der gleichen Situation etwas ganz anderes als hilfreich erachten, als der Betroffene selbst und umgekehrt. Welche konkrete Hilfe gewünscht wird, erfährt man also nur dann, wenn man miteinander offen und ehrlich redet. Fragen Sie direkt: „Was brauchst du denn?“ oder „Was kann ich für dich tun?“

  Die Bedürfnisse können sich je nach Phase auch wieder verändern. Selbst der Wunsch nach Zuneigung und Nähe kann heute so und morgen anders sein. Lassen Sie es zu und seien sie nicht enttäuscht, wenn es heute ganz anders ist als gestern.

- **Jeder kann Unterstützung bieten**
  JJeder Mensch hat seine individuellen Stärken und kann auf seine Weise eine Unterstützung sein. Der eine kann besser zuhören, der andere kann besser Witze erzählen, wieder ein anderer kennt sich mit der Bürokratie rund um Krankenkassen und Behörden aus. Jeder ist auf seine Art und Weise hilfreich.

- **Über die eigene Gefühle und Ängste sprechen**
  Wir tun uns im normalen Alltag schon schwer, über unsere Gefühle zu reden. Aber in jetzigen Ausnahmesituation fällt es in der Regel noch ungleich schwerer. Dabei ist es so wichtig, dass beide Parteien wissen, wie sich der andere fühlt. Es macht keinen Sinn, den „starken Mann“ zu markieren. Wenn man sich Sorgen macht und Angst hat, so kann und darf man das auch zugeben – das ist nämlich nicht etwa Schwäche, sondern zeugt von Größe. Wichtig ist danach der richtige Umgang mit diesen Gefühlen – ob man sich Ihnen kampflos hingibt oder aktiv dagegen vorgeht.

- **Zuhören**
  Seien sie ein guter Zuhörer. Fragen sie den Patienten, über was er reden möchte. Vielleicht möchte er über alte Geschichten und Erlebnisse reden, vielleicht aber eben gerade nicht. Gehen sie auf die Erzählungen ein, hinterfragen sie sie und lassen sie sie miteinander quasi wieder erlebbar werden. Bei guten Erinnerungen kann dies wie beim Lachen Endorphine freisetzen und das Immunsystem dadurch stärken. Gemeinsames Lachen ist auch immer erlaubt und gewünscht!

- **Nicht immer nur künstliche Ablenkung**
  Der Patient möchte nicht immer nur von allen abgelenkt werden. Gehen sie einfach auf das ein, was er möchte – auch wenn er über seine(n) Unfall/Erkran-

kung reden möchte oder darüber, wie es für ihn zukünftig nun weitergehen soll. Seien sie stets ehrlich und authentisch. Diskutieren und Argumentieren sie mit ihm, wie sie es früher auch gemacht hatten. Es ist immer noch die gleiche Person, nur mit einer kleinen körperlichen Einschränkung!

- **Rückzug aus Angst etwas Falsches zu machen**
  Ziehen sie sich nicht aus Angst zurück, etwas Falsches zu sagen oder zu machen. Wie oben schon erwähnt, gibt es kein „falsch und richtig", wenn sie einfach nur sie selbst bleiben und sagen und tun, was von Herzen kommt.

- **Anteilnahme ausdrücken**
  Drücken sie ruhig ihre Anteilnahme aus. Das führt (solange sie ehrlich gemeint ist) dazu, dass sich der Patient nicht allein gelassen fühlt..

- **„Du darfst dich immer bei mir melden!"**
  Sätze wie „Du kannst dich immer melden, wenn du mich brauchst" oder „Ich bin für dich da – melde dich einfach." sind nicht besonders hilfreich, wenn auch gut gemeint. Das wird der Betroffene nämlich im Zweifelsfall nicht tun, weil ihm dazu schlichtweg die Kraft und der Antrieb fehlen. Die Initiative zur Unterstützung sollte daher immer vom Unterstützer ausgehen. Wenn sie einen Telefontermin vereinbaren, rufen sie an. Fragen Sie nach, ob und wann es ihm am besten passt. Machen sie von sich aus konkrete Vorschläge: „Ich rufe am Mittwoch wieder an, passt das bei dir?". Wenn medizinische Termine anstehen, fragen sie, ob sie dabei sein sollen und vereinbaren dann einen konkreten Termin. Machen sie feste Intervalle aus, in denen Ihr Euch trefft.

- **Gespräche fördern Verständnis**
  Gespräche sollten mit einer hohen Verlässlichkeit re-

gelmäßig stattfinden. Damit sind nicht nur die Gespräche mit dem Betroffenen gemeint, sondern auch die Gespräche mit anderen Familienangehörigen, Bekannten und Freunden – um sich auszutauschen und seine Gefühle und Ängste mal an anderer Stelle loszuwerden. Dazu sollte man sich immer entsprechend Zeit und Raum nehmen. Im Zuge der Gespräche wird man feststellen, dass man immer mehr Verständnis und Vertrauen auf beiden Seiten erfährt. Die Inhalte der Gespräche können z.B. sein: Erkrankung, Beziehung (Partnerschaft), Beziehung zueinander, Unsicherheiten, Erinnerungen, Zukunft, etc.

Sie geben Ihnen die Möglichkeit, mehr zu erfahren und so auch immer genug Rücksicht nehmen zu können (sich selbst und dem Betroffenen gegenüber). Sollte man an einen Punkt gelangen, an den man sich im Kreise dreht und keinen Ausweg mehr sieht, so hat man die immer auch Möglichkeit, sich eigene Unterstützung bei psychosozialen Beratungsstelen oder auch Psychotherapeuten zu holen.

Information

- **Informationen für Sie als Angehöriger, Freund und Kollege**
  Auch für Sie als Angehöriger/Freund/Kollege ist es wichtig zu wissen, um welche konkrete Erkrankung/Einschränkung es sich genau handelt. Nur dadurch können Sie auch wissen, inwieweit Sie Unterstützung anbieten können oder müssen. Es hilft Ihnen, die Situation besser einschätzen und Rücksicht nehmen zu können.

- **Fakten sammeln**
  Unterstützen Sie den Betroffenen beim Sammeln der Fakten zu seiner Situation.

» Was sind das für Einschränkungen?
» Was für Therapiemöglichkeiten gibt es?
» Welche Hilfsmittel gibt es und welche sind sinnvoll?
» Welche Hintergrundinformationen sind wichtig?
» Wie sind die ärztlichen Prognosen?

Bitte drängen sie den Betroffenen hierbei nicht ihre Meinung auf, sondern sammeln sie einfach nur neutral die Fakten. Diskutieren und analysieren sie mit dem Betroffenen gemeinsam die Fakten und helfen sie ihm bei der Neuorientierung. Der Weg ist das Ziel und es wird einige Abzweige geben, an denen man sich wieder neu entscheiden muss, in welche Richtung es weitergehen soll. Auch wird es vorkommen, dass man hin und wieder auch ein Stück zurückgehen muss, weil der gewählte Weg scheinbar nicht der richtige gewesen sein wird.

- **Informationsquellen**
  Die wichtigste Informationsquelle für Angehörige ist der Patient selbst und natürlich der Arzt. Der Arzt allerdings darf Informationen zum Zustand des Patienten nur mit dessen Einverständnis weitergeben oder wenn es eine Schweigepflichtsentbindung gibt. Zur Erkrankung oder Behinderung an sich kann er aber auf jeden Fall medizinisch-theoretische Auskunft erteilen.

Im Zeitalter des Internets erhalten sie viele Informationen online. Der Inhalt ist je nach Quelle aber bitte mit Vorsicht zu genießen, da oftmals viel Laienwissen verbreitet wird. Oder aber es werden Produkte, Therapieverfahren und Heilmittel beworben und angeboten, die nur darauf ausgelegt sind, an „Ihr Bestes“ (also Ihr Geld) zu kommen. Auch wird oftmals viel zu viel in beobachtete Symptome hineininterpretiert.

Bücher und Broschüren sind in aller Regel, genau wie

Selbsthilfegruppen, gute und verlässliche Informationsquellen. Außerdem erhält man viele gute und wichtige Informationen von den unten aufgeführten Ansprechpartnern.

Ansprechpartner

Oftmals tut dem Partner, den Angehörigen aber auch den Bekannten ein professionelles Beratungsgespräch sehr gut. Dort ist Raum für die Wünsche, Gefühle, Ängste und Eindrücke, die sonst aus Rücksicht auf den Betroffenen zurückgehalten werden. Sprechen kann helfen und heilsam sein.

- **Ärzte, Therapeuten und Pflegepersonal**
  Je nachdem, wie eng das Verwandtschaftsverhältnis ist und ob eine Schweigepflichtsentbindung vorliegt, können Sie nach Rücksprache mit dem Betroffenen die Ärzte, Therapeuten und das Pflegepersonal jeweils direkt fragen, wie es um ihn bestellt ist.

- **Psychosozialer Dienst, Kliniksozialdienst**
  Sowohl der psychosoziale Dienst Ihres Heimatortes wie auch der Kliniksozialdienst können ihnen geeignete Stellen vermitteln, an die sie sich in Bezug auf ihre Sorgen, Ängste, Fragen und Wünsche richten können, da sie über ein breites Hilfenetzwerk verfügen.

- **Psychologische Beratungsstellen**
  Die psychologischen Beratungsstellen helfen Ihnen bei der Überwindung von Problemen und Konflikten, die sich ergeben. Durch gezielte Fragetechniken und Interventionen helfen sie Ihnen, eine andere Sicht zu bekommen und erarbeiten mit ihnen zusammen eine für Sie passende Lösung. Alle Gespräche werden streng vertraulich behandelt, sodass weder die Krankenkasse noch sonst jemand von diesen Gesprächen und deren Inhalten erfährt.

- **Coaching**
  IDurch ein Coaching erhalten Sie letztlich individuelle Unterstützung dabei, Ihre Mitte zu finden sowie mit sich, Ihrem Leben und Ihren Ressourcen achtsam umzugehen. Sie lernen zu entspannen, Selbstvertrauen und Selbstwert zu stärken sowie lösungsorientiert an Aufgaben und Herausforderungen heranzugehen.

- **Selbsthilfegruppen**
  Selbsthilfegruppen werden in der Regel von ehemaligen oder aktuell selbst Betroffenen gegründet und geleitet. Sie wissen in der Regel sehr genau, von was sie reden und haben fundiertes Wissen und ein großes Netzwerk speziell für die eigene Erkrankung/Situation.

- **„alte Hasen", andere Betroffene und Stammtischen**
  Von wem, wenn nicht von „alten Hasen"/anderen Betroffenen, könnten sie besser erfahren, was zu beachten ist, was geholfen hat und welche Wege eingeschlagen werden können. Diese Ansprechpartner/Informationsquellen sind Gold wert, nicht nur für die Betroffenen selbst, sondern auch für Angehörige, die sich bei speziell für sie eingerichteten Stammtischen austauschen können. Gebissen wurde bis jetzt noch keiner (mir ist zumindest nichts bekannt)!

- **Sportgruppen**
  Für Sportgruppen gilt das Gleiche wie für Stammtische, da der Austausch mit anderen Angehörigen dort viel Mut und Zuversicht bringt.

- **Häusliche Krankenpflege**
  Hier erhalten sie professionelle Unterstützung rund um das Thema Pflege zu Hause, meist in Form von Beratung, Kursen, Pflegeeinstufungsbegleitung und Perso-

nalsuche. Die Pflege selbst umfasst Behandlungspflege (Medikamente, Injektionen, Verbände, medizinische Gerätschaften, Sonden, Nahrung, Absaugung, etc.), Grundpflege (z. B. Körperpflege, Bewegung, Hilfe bei der Ernährung) und die hauswirtschaftliche Versorgung (z. B. kochen, putzen, Wohnung aufräumen oder einkaufen). Die häusliche Krankenpflege ist eine Leistung der Pflegekasse, vorausgesetzt der Patient hat eine Pflegestufe.

- **Kranken- und Pflegekasse**
  Auch die Kranken- und Pflegekasse ist daran interessiert, dass es Ihnen als Angehöriger gut geht – vor allem, wenn sie sich pflegerisch um den Betroffenen kümmern. Sie haben so z.B. die Möglichkeit, eine Kurzzeitpflege in Anspruch zu nehmen, damit sie sich einmal eine Auszeit gönnen können, um wieder und weiter leistungsfähig zu sein. Auch beim Spagat zwischen der Pflege des Angehörigen und des eigenen Berufs unterstützt Sie ihre Krankenkasse mit entsprechenden Leistungen.

  Also nehmen Sie es auch in Anspruch und erkundigen sie sich, es steht Ihnen zu.

- **Lebensberatungsstellen**
  Vorort gibt es Lebensberatungsstellen seitens der Kommunen und Kirchen sowie freien Vereinen und Sozialverbänden. Im Internet gibt es dort heutzutage sogar Möglichkeiten der virtuellen Beratung über E-Mail, Telefon- oder Skype/Video, auf Wunsch sogar anonym.

Beziehungen

Eine Extremsituation durch Erkrankung oder Behinderung wird die Beziehung zum Betroffenen unterschiedlich stark verändern. Ist der Betroffene der Partner, so bleibt die Beziehung in den meisten Fällen unverändert oder verbessert sich sogar. Auf die Beziehungen zu Familienmitgliedern trifft dies ebenso zu. Bei

Freundschaften kommt es auf die individuelle Persönlichkeit der einzelnen Freunde an. Nur beim übrigen sozialen Umfeld ist es leider meist so, dass sich dieses eher zurückzieht.

- **Zum Betroffenen**
  Wie sich Ihre Beziehung zu dem Betroffenen entwickelt, haben sie selbst in der Hand. Durch die Tipps, die sie hier erhalten, können sie achtsamer mit der Beziehung und sich selbst umgehen. Es wird nicht immer einfach, aber Sie haben die einmalige Möglichkeit, Ihre Beziehung an der bestehenden Herausforderung wachsen zu lassen.

- **Zur Familie**
  Dass die Familie in einer solchen Extrembelastung nicht immer einig ist, ist nicht von der Hand zu weisen. Wenn Sie sich in der Familie jedoch mit der Unterstützung des Betroffenen ressourcenorientiert abwechseln, können alle davon profitieren.

- **Zu Freunden/Bekannten**
  Es wird immer ein paar Freunde und Bekannte geben, die mit Krankheit/Behinderung prinzipiell nicht umgehen können. Das ist okay, denn in schwierigen Zeiten wie momentan erkennen sie eben, wer die wahren Freunde sind – denn diese lassen sich durch nichts davon abbringen, die Freundschaft aufrechtzuhalten

- **Neue Freundschaften**
  Wo sich eine Tür schließt, geht anderswo auch immer wieder eine (oder sogar mehrere) Tür auf, sagt man sprichwörtlich nicht zu Unrecht. Gerade durch den Austausch mit Gleichgesinnten finden sich oftmals neue Freundschaften – aus der Klinik, Reha, mit „alten Hasen“, bei Sport, Stammtisch oder in Selbsthilfegruppen.

Beziehung nicht aufs Spiel setzten

Vor lauter Hilfsbereitschaft für den Patienten muss man als Angehöriger darauf achten, seine eigenen Beziehungen nicht aufs Spiel zu setzen, also die zum eigenen Partner und zu Freunden, vor allem, wenn das eigene Kind oder ein Elternteil betroffen ist. Sonst werden die Probleme rund um die Krankheit und den Kampf um die Genesung oder Besserung mit in gesunde Beziehungen mitgenommen, wo diese aber nichts zu suchen haben. Auch sollte stets darauf geachtet werden, dass dem Patienten gegenüber eine bewusste Rollentrennung von Pflege und Beziehung stattfindet.

Erste-Hilfe im Umgang mit den Betroffenen

In Erste Linie haben Sie als Angehöriger Angst um den BetrofIn erste Linie haben Sie als Angehöriger Angst um den Betroffenen. Auch bestimmt natürlich die Unsicherheit im Umgang mit dem Betroffenen die persönliche Situation. Wir haben eben nie wirklich gelernt, mit solchen Situationen richtig umzugehen, egal ob es um schwere Erkrankungen, einen Schicksalsschlag oder gar den Tod geht. Es ist also ganz normal, dass wir uns damit so schwertun.

Hier finden Sie ein paar Anregungen, die Ihnen helfen sollen, diese Unsicherheit und Ängste zu überwinden.

- **Da sein**
  IIn der ersten, akuten Phase ist es nur wichtig, dass Sie für den Betroffenen einfach nur da sind. Schon allein das spendet unheimlich viel Trost. Da müssen keine großen Worte fallen. Selbst wenn der Betroffene vielleicht gar nicht ansprechbar ist, wird er Ihre Anwesenheit spüren und davon profitieren!

- **Kommunikationswege**
  Im späteren Verlauf kann es auch einfach mal nur ein Telefonat sein, eine nette SMS/WhatsApp oder eine E-Mail mit netten Worten oder einem schönen Foto.

  Der beste Ersatz für ein persönliches Treffen ist wohl ein Skype-Videoanruf, bei dem man sich von Angesicht zu Angesicht betrachten und vor allem auch die Reaktion besser einschätzen kann. Denn wie leicht ist es am Telefon gesagt oder als Nachricht geschrieben, dass es einem gut geht, obwohl dem nicht eben so ist.

  Und wenn Ihnen einmal die Worte fehlen, dann sprechen Sie dies bitte einfach genau so aus: „Mir fehlen die Worte!" – das ist offen und ehrlich!!

- **Empathisch und einfühlsam**
  Sagen Sie dem Betroffenen ruhig, was sie wirklich fühlen, natürlich am besten (wenn dem so ist), dass Sie dauernd an ihn denken und es sehr schön finden, dass es ihn gibt. Diese einfachen Worte können sehr viel bewirken, bei ihm und auch bei Ihnen selbst. Hören Sie einfach mal in sich hinein…

- **Körperliche Nähe (wenn erwünscht)**
  Es sind die kleinen Dinge im Leben, die uns den Tag versüßen. Halten Sie einfach die Hand des Betroffenen, wenn Sie an seiner Seite sitzen, streicheln Sie ihm über

die Wange oder nehmen Sie ihn mal lieb in den Arm. Denn bereits nach 20 Sekunden wird bei einer Umarmung das Kuschelhormon Oxytocin freigesetzt, das eine positive Wirkung auf Körper und Geist hat. Es führt dazu, dass wir uns entspannen und Angstgefühle gemindert werden. Das Gleiche passiert übrigens auch, wenn wir einen Hund oder eine Katze streicheln.

- **Aushalten**
  Es ist schwer, auszuhalten zu müssen, dass man medizinisch selbst nichts tun kann. Aber vergessen Sie nicht, dass Sie abseits davon eine Menge tun können. Außer für den Betroffenen einfach nur da zu sein, gibt es noch einige andere Dinge, die Sie unterstützend tun können. Hier eine kleine Auflistung, die mit Sicherheit nicht vollständig ist und gerne ergänzt werden darf:

  » Rahmenbedingungen festlegen
  » Behördengänge
  » Anträge bei Krankenkasse, Pflegekasse, Rentenversicherer, BG
  » Umbaumaßnahmen feststellen und nach den Anträgen in die Wege leiten
  » Informationen vorab filtern
  » Einkäufe tätigen
  » Kleine Wünsch erfüllen
  » Sprachrohr nach außen sein
  » etc.

- **Nicht entmutigen lassen**
  Der Erkrankte selbst glaubt, dass er für Sie eine Belastung ist und wird Sie daher kaum um Hilfe bitten. Er wird daher zunächst auch Ihre Unterstützungsangebote nicht annehmen. Seine Aufmerksamkeitsspanne ist gering und seine Gedanken sind bei seinen Sorgen und Ängsten, so dass er auf Ihr Angebot gar nicht eingeht. Lassen Sie sich

davon nicht entmutigen und bleiben Sie am Ball. Wenn Sie sich einmal ein „Nein“ oder „Keine Lust!“ einfangen, so gilt diese Absage nicht Ihnen als Person und mit hoher Wahrscheinlichkeit nur für den Moment.

Wenn Sie sich einmal ein „Nein“ oder „Keine Lust!“ einfangen, so gilt diese Absage nicht Ihnen als Person. Nehmen Sie es als nicht persönlich.

- **Keine Zwangsbespaßung**
  Versuchen Sie nicht, in puren Aktionismus zu verfallen und dem Betroffenen alle Nase lang eine andere Aktivität oder Ablenkung anzubieten. Dies gilt insbesondere in der ersten Schock-Phase.

- **Begleitung bei wichtigen Terminen**
  Wenn der Betroffene es möchte, können Sie ihn zu wichtigen Untersuchungsterminen begleiten. Das hat unter anderem den Vorteil, dass sich die Wartezeit beim gemeinsamen Besuch gefühlt deutlich verkürzt und angenehmer gestaltet. Zudem kann man ihm beim Warten ein wenig die Ängste nehmen. Bei den Besprechungen hören 4 Ohren mehr als 2, zumal der Betroffene selbst eventuell nur über wenig Konzentration sowie eine eingeschränkte Aufnahmekapazität verfügt. Im Anschluss kann man sich so nochmal austauschen und die Eindrücke abgleichen. Man kann außerdem, wenn nötig, gleich Trost spenden oder sich gemeinsam über positive Entwicklungen freuen.

- **Hilfestellungen im Alltag**
  Zu Beginn sind selbst kleinste Kleinigkeiten eine große Herausforderung und gerade jetzt können Sie hilfreich unter die Arme greifen. Fragen Sie den Erkrankten, ob er Ihre Hilfe möchte, die je nach Einschränkung sehr banal sein kann: Essen anreichen, anziehen helfen, Blu-

men gießen, Einkaufen oder einfach die Spülmaschine ausräumen und dabei gemeinsam Zeit verbringen.

- **Besorgungen machen**
  Gerade wenn man im Krankenhaus liegt, ist man nicht in der Lage, sich Dinge so zu besorgen, wie man es sich wünscht. Angefangen von seinen Wunschleckerlies (Gummibärchen, Schokolade, Marzipan, Eis, etc.) über Kosmetikartikel bis hin zu einem Fast Food-Gericht von Mc Donald's – aber gerade solche Kleinigkeiten können ein riesiges Lächeln auf das Gesicht des Erkrankten zaubern. Vielleicht ist es aber auch gerade eben nichts käufliches, sondern das selbstgemachte Lieblingsessen oder der Lieblingskuchen, welche Sie ihm mitbringen könnten.

- **Gemeinsam Zeit verbringen**
  Ein Tag im Bett, egal ob im Krankenhaus oder (wenn man noch nicht richtig fit ist) später wieder zu Hause, kann ziemlich lang werden. Da tut es gut, Zeit mit jemandem verbringen zu können. Neben Gesprächen bietet es sich auch an, gemeinsam ein Buch (vor) zu lesen, seinen Lieblingsfilm auf dem Laptop anzuschauen oder (auf einer selbstgebrannten CD oder SD-Card mitgebrachte) Musik aus gemeinsam verbrachter Zeit zu hören. Außerdem können Sie ihm auch einen Stapel Filme oder Hörbücher mitbringen, die er entweder zusammen mit Ihnen oder später alleine genießen kann.

- **Information vorfiltern**
  Gerade in der ersten Zeit prasselt so viel Input auf den Betroffenen ein, die er dann noch neben zusätzlich wichtigen Informationen zu möglichen Therapiemethoden, alternativen Therapien, Rehakliniken, etc. behalten, analysieren und überdenken soll. Da kommen jetzt Sie ins Spiel: Sie können diese Informationsflut

nach Absprache mit ihm vorfiltern und dem Betroffenen so zunächst nur die wirklich wichtigen Informationen zukommen lassen.

- **Umfeld informieren**
  Sie können auch als eine Art Schaltzentrale fungieren, wenn es darum geht, aktuelle Informationen an andere weiterzuleiten. Es muss ja nicht jeder einzeln angerufen werden. Heutzutage, im Zeitalter der modernen Kommunikation, ist es ja ganz bequem und einfach möglich, eine Information (mittels E-Mail-Verteiler oder WhatsApp-Gruppen) gleichzeitig an viele Personen zu verschicken. Auf diese Art können auch aktuelle Änderungen mitgeteilt werden sowie Besuche oder Hilfe koordiniert werden.

Hilfe im Gleichgewicht

Es bringt nichts, wenn der Unterstützer sich und seine Belange hintenanstellt. Auf Dauer geht das zu Lasten wichtiger Dinge und Ressourcen.

- **Eigene Belange im Auge behalten**
  Kümmern Sie sich mal wieder um sich selbst. Nehmen sie selbst öfter Kontakt zu Ihren eigenen Freunden und Bekannten auf und unternehmen sie mit denen etwas. Gehen sie gemeinsam zu einer Veranstaltung oder einem Konzert, ins Kino, ins Restaurant essen oder was auch immer Sie gerne zusammen machen – Hauptsache es macht allen Spaß! Ist die Zeit manchmal zu knapp bemessen, reicht auch mal nur ein gemeinsamer Spaziergang an der frischen Luft, in der man vielleicht sogar noch ein wenig Achtsamkeitsübungen macht und so zusammen die Akkus wieder auflädt.

  Danach kann man auch wieder die stickige Krankenhausluft und die vielleicht nicht so gute Laune des Betroffenen besser aushalten.

- **Regelmäßige Auszeit nehmen**
  Nehmen sie sich im Laufe eines Tages immer wieder mal kleine Pausen oder (noch besser) planen sie diese von vornherein bereits ganz bewusst ein. In diesen Pausen können sie dann Musik hören, ein Buch lesen, ihre Lieblingssendung im TV schauen oder ein Telefonat mit einem lieben Menschen führen.

  Eine längere Auszeit sollten sie auf jeden Fall auch mit einplanen. So könnten Sie sich z.B. ganz bewusst einen Tag in der Woche nur für sich selbst reservieren, an dem Sie sich dann Ruhe und Entspannung gönnen (und die Besuche, Pflege und was sonst so alles anfällt, an andere delegiert haben). Auch einen richtigen Urlaub sollten sie sich regelmäßig gönnen, damit Ihr Akku wieder komplett aufgeladen wird. Bis dahin gehören natürlich ausreichender Schlaf genauso wichtig dazu, wie eine gesunde Ernährung und genügend Bewegung im Freien.

- **Kreislauf Ausgeglichenheit**
  Nur wenn der Unterstützer selbst ausgeglichen ist und mit seinen Ressourcen gut hausgehaltet hat sowie diese regelmäßig nachlädt, ist er in der Lage, auch anderen eine Hilfe auf dem Weg dorthin sein.

- **Belastung in Grenzen halten**
  Denke Sie daran, dass Sie kein Einzelkämpfer sein müssen. Teilen Sie Verantwortungen und Aufgaben gleichmäßig zwischen sich und anderen Unterstützern auf. Andere Familienangehörige, Freunde und Bekannte unterstützen sie sicherlich gerne, wenn Sie diese direkt ansprechen und um deren Mithilfe bitten. Je konkreter die Ansprache ist, desto einfacher können Ihnen die anderen deren Unterstützung zuteilwerden lassen.

- **Hilfe außerhalb annehmen**
  Hilfe anzunehmen muss man lernen. Aber es nützt niemanden etwas, wenn Sie sich zu sehr auspowern oder gar komplett erschöpft ausfallen. Sollte es niemanden in Ihrer Familie oder Ihrem Freundes- und Bekanntenkreis geben, der Sie unterstützen kann, holen sie sich bitte Hilfe von außerhalb. Und dabei ist es egal, ob es sich um betreuerische und pflegerische Aufgaben geht oder darum, dem Betroffenen Beistand zu leisten.

- **Sprechen hilft**
  Auch Sie brauchen mal eine Schulter zum Anlehnen, Trost und Unterstützung. Sie sollten jemanden haben, mit dem Sie wiederum ganz offen über Ihre Gefühle die Erkrankung/Situation des Angehörigen betreffend sprechen können. Sollten Sie sich privat niemandem anvertrauen wollen, dann sollten Sie sich professionelle Hilfe in Form psychosozialer Beratung holen.

Veränderungen & Herausforderungen anregen, leiten und lenken

Veränderungswünsche sind vor allem stark abhängig vom Alter, den Ressourcen und der persönlichen Lebenseinstellung des Betroffenen. Ein noch junger Mensch hat ganz andere Familien- und Zukunftspläne als ein Mensch in höherem Lebensalter. Je jünger er zum Zeitpunkt des Unfalls/der Erkrankung ist, umso stärker ist seine Angst, alleine zurückzubleiben. Dadurch entstehen:

- **Gefühlschaos**
  » Es gibt sehr starke gegensätzliche Gefühle (sowohl positive wie auch negative).
  » Gefühle Außenstehender werden zurückgehalten (um Patienten zu schonen).
  » Der Veränderungsprozess kostet schier unendlich viel Kraft, bis hin zu Erschöpfung.

- **Keine Erfahrung mit offenen Gesprächen**
  - » Wir haben nicht gelernt, offen über Probleme und schwierige Situationen zu reden.
  - » Wir tut uns prinzipiell schwer damit, solche Gespräche zu führen
  - » Man muss bereit sein, sich zu öffnen, was einer gewissen Übung und viel Vertrauen auf beiden Seiten bedarf.

- **Rückzug**
  - » Angehörige glauben, sie könnten einen Rückzug des Patienten nicht ertragen.
  - » AAngehörige erleben das Gefühl der Ablehnung, was sie verhindern wollen.
  - » Angehörige glauben (grundlos), sie wären schuld an dem Rückzug, weil sie etwas falsch gemacht hätten
  - » Der Patient nimmt sich aus anderen Gründen eine Auszeit, „steckt den Kopf in den Sand" und ist einfach froh, nicht über sich und seine Einschränkung reden zu müssen

- **Handeln & Denken**
  - » Der Patient nimmt sein Leben selbst in die Hand und gestaltet es neu..
  - » Der Patient ist in der Lage, sich neu zu definieren und in seinem Umfeld (Familie, Freunde, Bekannte und Kollegen) dafür einzustehen

- **Nähe & Zärtlichkeiten**
  - » Der Bedarf an Nähe und Zärtlichkeit kann je nach Phase und Tagesform schwanken.
  - » Nähe und Zärtlichkeiten können den Patienten verwirren und zweifeln lassen, weil er diese nicht mehr richtig einordnen kann.

- **Beziehungen**
  » Beziehungen können belasten, müssen aber nicht. Manchmal reifen sie auch zu ungeahnter Größe.

Selbstbestimmtheit

Auch die Angehörigen haben ein Recht auf Selbstbestimmtheit, das sie notfalls auch einfordern sollten. Sie brauchen sich von niemandem unter Druck setzen lassen. Alles, was sie für den Patienten tun, sollten sie immer aus freien Stücken tun und von Herzen kommen lassen.

Achtung & Respekt dem Patienten gegenüber

- **Pflege & Versorgung**
  Achten sie darauf, dass Art und Umfang der Pflege und Versorgung der aktuellen Phase des Patienten angepasst erfolgen sollte. Lassen Sie den Patienten so viel wie möglich selbst machen, auch wenn es länger dauert oder das Ergebnis nicht perfekt erscheint. Er muss lernen, so selbstständig wie möglich zu werden. Selbst und ständig! Fordern und fördern Sie seine Selbständigkeit.

- **Auf die Bedürfnisse des Patienten achten**
  Die Bedürfnisse des Patienten werden viel zu oft übergangen oder durch bloße Mutmaßung erraten. Hier hilft es auch wieder immens, den Patienten zu fragen, was seine wirklichen Bedürfnisse sind und die eigenen hintenan zu stellen.

- **Aufs wesentliche konzentrieren**
  Konzentrieren sie sich auf das Wesentliche dessen, was es zu tun oder verändern gibt und lassen Sie den Rest so normal wie möglich.

- **Gefühl geben, gebraucht/geliebt zu werden**
  Geben sie dem Patienten stets auch das Gefühl, noch

immer Teil der Gemeinschaft/Familie zu sein, und dass er dort gebraucht und geliebt wird.

- **Tageabhängig**
  Die dem Patienten zur Verfügung stehenden Kraft ist sehr abhängig von der jeweiligen Tagesform, dem Therapieplan und seinem Umfeld. Denken Sie immer dann daran, wenn sie einmal eine schroffe Antwort erhalten, der Patient nicht mitarbeitet oder sich einfach nur einigelt.

- **Achtsamkeit & Respekt sich selbst gegenüber**
  Gehen sie immer auch achtsam und respektvoll mit sich selbst um! Permanent für den Angehörigen im Einsatz zu sein, kostet viel Kraft und Energie. Gehen sie sorgsam mit Ihren Ressourcen um und nehmen sie sich rechtzeitig eine Auszeit und/oder holen Sie sich wirksame Unterstützung.

Mehr als nur die Krankheit

Der Betroffene ist immer noch die gleiche Person wie vor dem Unfall/der Erkrankung, nun eben nur um eine einschneidende Erfahrung reicher. Diese hat ihn getroffen, geprägt und (körperlich wie auch psychisch, aber nicht charakterlich) verändert. Trotzdem sollte man ihn aber nicht nur auf seine Krankheit bzw. seinen Zustand reduzieren, sondern nach wie vor den gesamten Menschen sehen.

Eigene Bedürfnisse

Kennen sie ihre eigenen Bedürfnisse? Wenn nicht, dann wird es höchste Zeit, sie kennen zu lernen. Hier ein paar geeignete Anregungen:

- **Zeit mit eigenen Freunden/Bekannten Zeit verbringen**
  Geben Sie wegen eines Schicksalsschlages nicht einfach

Ihr komplettes Leben auf. Sie sollten sich nun ganz auf sich und Ihre Freunde und Bekannte konzentrieren. Es geht jetzt mal nur um Sie und Ihr einzigartiges Leben!

- **Eigene Ressourcen kennen lernen**
  Egal ob sie die ihnen bekannten Ressourcen erweitern oder neue kennen lernen. Wichtig ist es mit ihnen zu arbeiten und daraus Kraft zu schöpfen.

- **Regelmäßige Auszeiten nehmen (kurz bis lang)**
  Ein schönes Bad, eine Kinobesuch etc.

- **Ausreichend Schlaf, gute Ernährung und Bewegung**
  Diese Punkte hören sich nach selbstverständlichen Kleinigkeiten an, die aber im Alltag vieler Menschen sehr wichtig und eben mitnichten selbstverständlich sind.

- **Achtsamkeit und Ausgeglichenheit**
  Gehen Sie achtsam mit sich und Ihrem Körper, Geist und Seele um und achten auf eine entsprechende Ausgeglichenheit.

- **Grenzen kennen und Hilfe einfordern**
  Lernen Sie für sich, auch mal nein zu sagen. Lassen Sie sich nicht zu sehr oder gegen Ihren eigentlichen Wunsch vereinnahmen oder einspannen. Die meisten Aufgaben im Leben lassen sich auch einfach mal delegieren. Sie müssen nur darüber sprechen.

- **Hilfe annehmen**
  Es ist für viele von uns nicht so einfach, Hilfe anzunehmen. Dabei gibt es viele verschiedene Möglichkeiten Hilfe durch Freunde, Bekannte oder andere Familienangehörige zu bekommen. Und manchmal ist es sogar besser, mit einer neutralen Person zu sprechen das Angebot einer Beratungsstelle oder (bei größeren

Themen) sogar professionelle psychologische Hilfe in Anspruch zu nehmen – das ist keine Schande, sondern zeugt von Größe und Selbstfürsorge.

Egal, ob es darum geht, sich endlich mal auszukotzen, auszuheulen, seinen Frust los zu werden oder einfach nur mal wieder als Person gesehen und wertgeschätzt zu werden – all das muss einfach mal dringend sein dürfen.

- **Sich Hilfe holen**
  Wenn Sie Probleme mit Ihrem Auto haben, gehen Sie doch auch in die Werkstatt und versuchen nicht, es selbst zu reparieren (wenn Sie nicht gerade selbst KFZ-Mechatroniker sind). Wenn aber die Seele streikt und Ängste, Sorgen sowie Überforderung den Alltag bestimmen, dann kommt gerne die Aussage: „Ich komme schon alleine klar!", „Ich brauche sowas nicht!" oder der Klassiker: „Ich habe doch keinen an der Klatsche!". Nichts da, lassen Sie sich in einem solchen Fall bitte auch von einem Fachmann für die Seele beraten und helfen.

- **Über eigene Gefühle sprechen**
  Auch Ihre Gefühle müssen einmal heraus. Es nützt nichts, alles immer nur in sich hineinzufressen. Da hilft es sogar mehr, einfach in den Wald zu gehen und laut zu schreien, um dort einfach alles mal rauszulassen. Sie müssen sich das wie einen Vulkan vorstellen – wenn man die Gefühle immer und immer wieder unterdrückt, dann wird der Druck irgendwann zu groß und der Vulkan bricht aus.

- **Mit anderen Angehörigen austauschen**
  Holen Sie sich Tipps von anderen Angehörigen. Lernen Sie von ihnen, wie sie mit den jetzt belastenden Situationen und den damit verbundenen Sorgen, Ängsten und Nöten umgehen. Entwickeln Sie dann gemeinsam

wirksame Strategien. Erst wenn man mit anderen darüber spricht, fallen einem oft ganz andere und weitere Dinge ein, als während der Grübeleien mit sich alleine..

- **Wenn die Seele nach Hilfe ruft**
  Wenn Sie eine oder mehrere der folgenden Symptome dauerhaft an sich feststellen, sollten Sie sich dringendst wieder um sich selbst kümmern und/oder Hilfe holen:

  » Schlafstörungen
  » Schwindel
  » Kopfschmerzen/Migräne
  » Bluthochdruck
  » Konzentrationsstörungen

  Wenn Sie jetzt nicht besser auf sich achtgeben, kann es schleichend zu weiterer Verschlechterung kommen und letztlich in Burnout oder Depression münden. Es nützt niemandem, wenn Sie sich bis zur totalen Erschöpfung herunterwirtschaften. Wenn Sie dann nämlich zudem ausfallen, wird es für alle Beteiligten noch deutlich schwerer. Also nehmen Sie diesen Punkt für sich ab jetzt sehr ernst!

Unterstützung einfordern

Wir können uns nicht in allem auskennen und erst recht nicht alles alleine schaffen. Auch wenn ich mir hier wiederhole, aber Unterstützung einzufordern, ist einfach sehr wichtig! Neben den bereits genannten Unterstützungsangeboten gibt es noch die folgenden Bereiche:

- Pflege (Grundversorgung, med. Versorgung)
- Haushaltliche & privaten Situation (Putzen, Haushalt, Kinder)
- Psychosoziale Beratung/Coaching
- Umgang bei finanzielle- oder behördlichen Problemen,

- Gespräche führen

PSYCHOLOGISCHE UNTERSTÜTZUNG

Wenn die Belastungen für die Angehörigen genauso hoch sind wie für den Betroffenen (oder vielleicht sogar noch höher) und dies über einen längeren Zeitraum so bleibt, dann ist es Zeit, sich professionelle Hilfe zu suchen. Warnsignale hierfür sind:

- Konzentrationsstörungen
- Niedergeschlagenheit
- Angstgefühle
- Reizbarkeit
- Innere Unruhe oder ausdauerndes Grübeln
- Körperliche Beschwerden (Kopfschmerzen, Nackenschmerzen, Müdigkeit, Rückenschmerzen)

FETTNÄPFCHEN

- **Reaktion zu spät oder gar nicht**
  Eine Welt bricht für Sie zusammen. Sie sind bestürzt und sprachlos. Sie fühlen sich selbst hilflos, überfordert und unsicher. Sie wissen nicht, wie Sie auf das Geschehene reagieren sollen und reagieren dadurch prompt zu spät oder in zu geringem Maße.

  Die ganze Situation ist Ihnen unangenehm und aus Angst, nicht richtig zu reagieren oder die richtigen Worte zu finden, ziehen sie sich mehr und mehr zurück. Damit enttäuschen Sie den Erkrankten und die Beziehung zu ihm leidet sehr darunter – bis dahin, dass die bisher gute Beziehung daran zerbricht.

- **Pessimismus**
  Wenn Sie den Erkrankten mit Äußerungen konfrontieren, die Ihn eigentlich nur noch weiter runterziehen, haben Sie das nächste Fettnäpfchen getroffen.

Sie wissen nicht, was ich damit sagen will? Hier ein paar Beispiele für Sätze, die einen als Betroffenen total runterziehen: „Ich kenne einen, der hat auch MS und sitzt jetzt im Rollstuhl.“ zu jemandem, der gerade seine MS-Diagnose bekommen hat, „Ich kenne auch jemanden, der Krebs hatte und der den Kampf dagegen leider verloren hat.“ oder schon alleine die Aussage „Hoffentlich geht das mal gut aus!“. Alle diese Aussagen schwächen den Erkrankten unnötig und können durchaus dazu führen, dass der Patient schon aufgibt, bevor er überhaupt zu kämpfen angefangen hat.

- **Dauernder Optimismus**
  Wer kennt nicht diese gut gemeinten Floskeln à la „Das wird schon wieder“, mit denen Angehörigen, Freunde und das Umfeld den Erkrankten beruhigen wollen. Dabei ist es aber eigentlich nichts anderes als eine Verdrängung der realen Situation. Es ist im Prinzip so, als wenn man einen Wasserball ständig unter Wasser drücken will. Irgendwann versagen die Arme, man kann den Ball nicht mehr halten und alles explodiert. Fangen Sie bereits zu Beginn an, die aufkommenden Gefühle zu akzeptieren, zuzulassen und sie nicht einfach abzutun. Sie sind weder nebensächlich noch albern, sondern einfach nur das, was sie sind: echte Gefühle.

- **Eigene Belastung**
  Belasten Sie den Erkrankten nicht zusätzlich mit Ihren eigenen Ängsten und Befürchtungen. Holen Sie sich lieber Informationen bei den Ärzten und Therapeuten ab und besprechen Sie diese und den Umgang damit dann mit diesen, mit Leuten von der Selbsthilfegruppe oder in der psychologischen Beratung.

- **Schlechte Nachrichten**
  Wenn es in Ihrer Familie oder Ihrem Umfeld weitere

schlechte Nachrichten gibt, so sollten Sie den Erkrankten nicht damit belasten. Es sei denn, der Erkrankte selbst erkundigt sich von sich aus nach der Situation. Dann bringen Sie es dem Erkrankten so schonend wie möglich bei, so wie bei einem Kind – und der Ton macht auch hier die Musik.

- **Heulen**
  Ich selbst habe es gehasst, wenn mein Besuch mir vor lauter Hilflosigkeit etwas vorgeheult hat. Eigentlich hätten sie mich aufbauen sollen, stattdessen habe ich sie trösten müssen – so nach dem beschwichtigenden Motto: „So schlimm ist es nicht. Ich komme gut damit klar!“. Diese verdrehte Welt ist ein absolutes No-Go!

  Verstehen Sie das nicht falsch! Heulen ist wichtig, tut gut und sollte nicht unterdrückt werden! Denn sonst stauen sich die Gefühle in Ihnen an. Doch bitte tun Sie das bei Ihren Freunden und Bekannten, die Ihnen wohlgesonnen sind. Nicht bei dem Betroffenen selbst!

- **Aktivitätenzwang/Zwangsbespaßung**
  Aus Hilflosigkeit kann schnell blanker Aktionismus werden. Schnell werden von den Angehörigen neue Behandlungsmethoden, Nahrungsergänzungsmittel, Heiler, etc. als zusätzliche Therapiemethoden ins Spiel gebracht, ohne sich vorher wirklich mit dem Arzt ausgetauscht zu haben. Dies schürt Hoffnung, die dann meistens keinen Bestand hat.

  Genauso schlimm ist der Aktionismus im Bereich der Freizeitaktivitäten. Ständig wird man gefragt: „Wollen wir ins Kino gehen?“ oder „Sollen wir … machen?“. Viel lieber wäre es dem Betroffenen, einfach gefragt zu werden, ob er Ablenkung braucht und wenn ja, auf was er Lust hätte.

- **Floskeln, Phrasen**
  Der Erkrankte reagiert in der Kommunikation oft sehr überempfindlich. Bei so Aussagen wie „Du musst nur positiv denken!" platzt dem Erkrankten vielleicht sogar gleich der Kragen. Dieser und weitere unten aufgeführte Sätze sollten bitte nicht verwendet werden. Versuchen Sie sich stets selbst in die Situation hineinzuversetzen und fragen Sie sich, ob das Sätze wären, die Sie hören wollten? Sicherlich nicht, oder?!

  » „Ich kenne da ein tolles Mittel."
  » „Du bist doch noch so jung.!"
  » „Wenn ich über die Straße gehe, kann ich auch überfahren werden und ich bin weg."
  » „Jeder bekommt das, was er tragen kann/verdient."
  » „Ich könnte das nicht."
  » „Das wird schon wieder."
  » „Es gibt andere, den geht es noch schlechter."
  » „Sei froh, dass es kein … ist.. (MS, Krebs, HIV)"
  „Versuch an etwas anderes zu denken."

  Sagen Sie stattdessen lieber etwas Sinnvolles und ehrlich Mitfühlendes. Und wenn Ihnen die Worte fehlen, dann sprechen Sie genau das ganz offen so aus. Seien Sie dann statt vieler Worte lieber für den Erkrankten da und gehen Sie in Gesellschaft mit ihm durch „dick und dünn". Niemand muss perfekt und keiner erwartet das von Ihnen.

- **Hohe Erwartungen**
  Wenn Sie zu hohe Erwartungen an den Erkrankten stellen, bauen Sie unnötig zusätzlichen Druck auf, der ihn quasi auch von vornherein zum Scheitern verurteilt.

  Stattdessen versuchen Sie den Erkrankten zu kleinen Schritten zu motivieren. Das fällt leichter und der Erfolg ist größer. Damit steigt dann auch die Motivation, den nächsten Schritt zu gehen.

- **Gutgemeinte Ratschläge**
  Die gutgemeinten Ratschläge können Sie gleich zu Hause lassen, denn diese belasten den Erkrankten mehr, als sie ihm nützen. In der Regel wissen die Erkrankten um diese Ratschläge sowieso schon selbst. So Aussagen wie „Du musst mehr Sport machen!“, „Du solltest dich besser ernähren!“, „Du solltest mehr auf dein Gewicht achten (Zu-/Abnehmen) oder „Du musst mehr Hoffnung haben!“ offenbaren nur wieder die Hilflosigkeit der Angehörigen dahinter. Da ist es eher sinnvoll zu sagen: „Du wirst Deinen Weg gehen. Ich selbst fühle mich dabei jedoch machtlos!“

- **Schonung/Rückzug**
  Es ist nichts mehr so, wie es vor dem Unglück noch war, also tun Sie auch nicht so. Sie als Angehöriger müssen den Umgang mit der Erkrankung erst genauso lernen wie der Betroffene selbst. Verwandeln Sie Ihre Unsicherheit und Angst durch Geduld und Mut zu einer positiven Hilfestellung für den Betroffenen. Fragen Sie den Betroffenen ruhig, ob er Ihnen eine Ihnen wichtige Frage beantworten kann, denn in der Regel hat sich der Patient die meisten aufkommen könnenden Frage ohnehin schon selbst gestellt und beantwortet. Wenn er nicht antworten möchte, wird er es schon sagen.

  Ziehen Sie sich nicht aus Angst zurück, sondern glänzen Sie lieber mit regelmäßiger Anwesenheit! In der Akut-Phase sind meistens alle aus dem Umfeld noch nett, besorgt und hilfsbereit, doch nach und nach werden sich immer mehr stillschweigend zurückziehen- Diese neue Welt ist vielen fremd und eine Erkrankung passt in die heile Welt so mancher eben nicht hinein.

Denken Sie immer daran, wie schwer es schon für Sie als Gesunder ist, mit der Erkrankung umzugehen – wie schwer muss es dann für den Erkrankten selbst sein!

PSYCHOLOGIE FÜR JEDERMAN

Psychotherapie als Unterstützung

„Ich habe doch keinen an der Klatsche", „Ich bin doch nicht verrückt!" – diese und andere Aussagen sind immer wieder zu hören, wenn Psychotherapie angesprochen wird. Dabei hat es nichts damit zu tun, dass man verrückt ist, sondern vielmehr, dass man stark genug ist, sich Unterstützung bei der Bewältigung seelischer Überforderung zu holen.

Allgemein ist bekannt, dass Körper und Geist eine Einheit sind und auch nur zusammen gesunden können. Wenn durch die Erkrankung oder den Unfall der körperliche Part nicht mehr im Gleichgewicht ist, so hat das natürlich auch eine Auswirkung auf die Psyche. Denn schließlich stellt es für den Betroffenen ist eine große Herausforderung dar, sich mit der neuen Situation auseinanderzusetzen. Es ist eine Ausnahmesituation, eine Form von Trauma, die eine enorme Anpassungsleistung fordert. Denn das alte Leben, wie es vorher war, gibt es nun mit einem Schlag nicht mehr. Es ist ein Abschied von etwas Gewohntem und ein Aufbruch in eine ungewisse Zukunft. Diese damit unweigerlich einhergehenden, enormen Gefühle und emotionalen Eindrücke können bei einem guten Sozialgefüge (Familie und Umwelt) vielleicht auch ohne therapeutische Hilfe verarbeitet werden. Aber selbst, wenn ein gutes soziales Umfeld da ist, kann es sinnvoll und angeraten sein, sich mit Menschen auszutauschen, die nicht persönlich involviert sind und die durch ihre fachliche Sicht auch ganz andere Blickwinkel anbieten können. Oftmals reicht auch einfach nur ein(e Reihe von) Beratungsgespräch(en).

Wie kann Psychotherapie helfen?

Es gibt eine Einteilung in 3 Bereiche, bei denen die Psychotherapie helfen kann:

Psychotherapie

Funktion (körperlich)
- Ersatzstrategie bei neuropsychologischen Defiziten
- Bewältigungsstrategien bei Schmerzen etc.
- Beratung bei Motivationsproblemen
- Infos/Unterstützung zur gesundheitsförderlichen Verhalten

Aktivität (Person)
- Prävention bzw. Psychotherapie, phsychischer Folgeerscheinungen
- psycholog. Begleitung bei Krankheitsbewältigung
- Sinnfindung, Lebensperspektiven
- Förderung der eigenen Ressourcen (Entspannung, Kreativität)
- Beratung in Entscheidungssituationen
- Stressbewältigungs-, Problemlösungstraining

Partizipation (Umwelt)
- Prävention bzw. Paar/Familientherapie, familiäre Konflikte
- Selbstsicherheits-, soziales Kompetenztraining
- Impules zur Erweiterung von Interessen & deren Umsetzung
- Coaching im Arbietsbereich

Teufelskreis durchbrechen

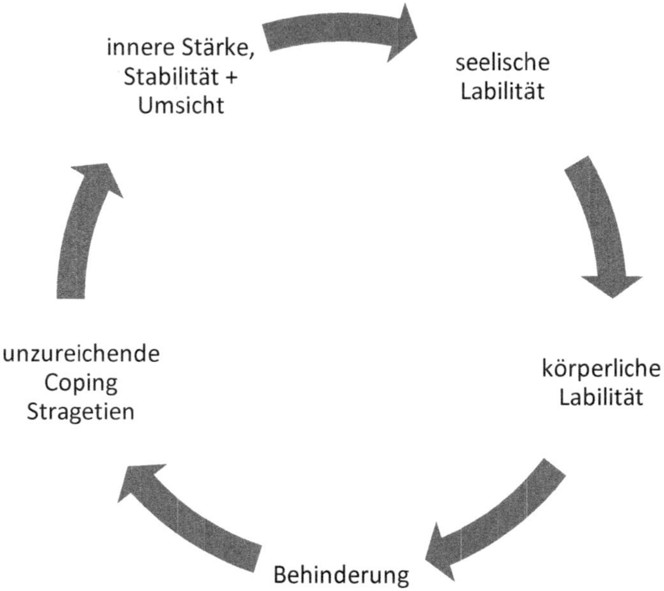
innere Stärke,
Stabilität +
Umsicht
seelische
Labilität
körperliche
Labilität
Behinderung
unzureichende
Coping
Stragetien

Es ist wichtig, dass der Teufelskreis durchbrochen wird! Denn eins bedingt das andere. Wenn Sie nicht anfangen daran zu arbeiten, werden Sie evtl. daran zerbrechen. Hier im Schaubild habe ich Ihnen versucht zu zeigen, wie eins das andere bedingt. Sollten Sie also nur unzureichende Coping-Strategien haben, so empfiehlt es sich hier anzufangen. Sind diese vorhanden, aber kein Selbstwertgefühl da, dann fangen Sie hier an, usw.

Ansonsten entstehen folgende Folgeprobleme:

- Seelisch sowie körperliche Labilität
- Empfundene Abhängigkeit (vom Arzt u. Pflegepersonal)

- Unsicherheit über Krankheitsverlauf
- Unangenehme therapeutische Maßnahmen
- Chronische Schmerzen
- Bedrohung des Selbstbildes
- Verletzung der persönlichen Integrität

Waran erkennen Sie, dass Sie professionelle Unterstützung brauchen?

Dringend professionelle Unterstützung brauchen Sie bei Krankheitsbildern wie:

- depressive Verstimmung mit Sinnfragen und/oder Schuldgefühlen
- Angsterkrankungen
- PTBS Post-Traumatische-Belastungsstörungen
- somatoforme Störungen
- Substanzabhängigkeiten (Zigaretten, Alkohol, Medikamente, Drogen, etc.)

Ziele der Psychotherapie

Eine erfolgreiche Anpassung an die bestehende und zu erwartende Belastung, ist das grob beschriebene Ziel einer jeden Psychotherapie. Dabei geht es darum, Lösungen der innerpsychischen Konflikte (emotional ungleich kognitiv) und das zielgerichtete Verhalten und Handeln zur Erreichung von Zufriedenheit und Wohlbefinden in den verschiedenen Lebensbereichen zu erarbeiten. Es wird dabei versucht, die Belastung zu reduzieren, einen Ausgleich zu schaffen und zu einer erfolgreichen Verarbeitung zu gelangen.

Zusätzlich kommt es bei chronischen Erkrankungen, zu denen auch der Querschnitt zählt, zu einer hohen Komorbidität in Form von psychischen Störungen wie depressiven Störungen, Depressionen, Angststörungen, chronischen Schmerzen, Substanzabhängigkeiten, Herzinfarkt und Lungenerkrankungen. Das

Auftreten dieser Begleitstörungen gilt es zu verhindern.

Hier sind die einzelnen Schwerpunkte der Therapie aufgeführt:

- Halt geben
- Anpassung an Diagnose (Umgang mit der Erkrankung/Situation und deren Auswirkungen)
- Kompetenter Umgang mit dem medizinischem System
- Umgang mit körperlichen Veränderungen und veränderter Leistungsfähigkeit im Alltag meistern lernen
- Gesundheitsverhalten stärken (Sekundärprävention)
- Mit Schmerzen oder belastenden Gefühlen umgehen lernen
- Veränderungen in den Beziehungen zu anderen Menschen meistern
- Sich von Menschen abgrenzen die einem nicht gut tun
- Selbstwertgefühl neu festlegen
- Aktivieren der individuellen und sozialen Ressourcen
- Neue Ziele definieren und fokussieren lernen
- Lebensperspektiven finden
- Alles was einen bewegt ansprechen können

Was sind die Massnahmen?

- Informations- und Weiterbildungen
- Patientenschulungen (Psychoedukation)
- Psychotherapie:

  » Psychoanalyse
  » Verhaltenstherapie
  » Gesprächstherapie
  » Systemische Therapie
  » psychologische Beratung
  » Verhaltenstraining
  » Tiefenpsychologisch-fundierte Gesprächstherapie
  » Hypnosetherapie

- » Psychotraumatologie
- » EMDR
- » SE (Somatic Experiencing)
- » Körpertherapie
- » EFT
- » Entspannungstechniken
- » Imaginative Verfahren
- » Gestalttherapie

- Bei bestehender Notwendigkeit begleitend auch Psychopharmaka
- Psychologische Beratung
- Coaching

Therapieinterventionen

Damit Sie sich auch mal eine Idee davon bekommen, was Sie bei einer Behandlung alles gemeinsam mit Ihren Therapeuten erarbeiten können, hier ein paar Interventionen:

- Finden und fördern von Ressourcen
- Selbstwertgefühl steigern
- Selbstvertrauen herstellen und ausbauen
- Stärken und Fähigkeiten finden
- Sinnfindung, Lebensperspektiven
- Bewältigungsstrategien (Techniken) kennenlernen, um wirkungsvoll mit Wut, Angst, Trauer und Schmerzen umgehen zu können
- Individueller Umgang mit der Erkrankung/Situation
- Umgang mit Problemen, Stress und psychischen Belastungen
- Neue Perspektiven und Lebensmut finden
- Kontakt zu anderen Betroffenen herstellen
- Stressbewältigungsstrategien
- Problemlösungstraining
- Umgang mit Emotionen
- Entspannungstechniken

- Achtsamkeitstraining
- Soziales Kompetenztraining
- Paar- und Familientherapie
- Coaching im Arbeitsbereich

Kann der Patient nicht in Einklang mit sich und seiner Psyche kommen oder hat er keinen Zugang zu seinen Gefühlen der Hoffnungslosigkeit sowie Ohnmacht, und fängt an, depressive Episoden zu entwickeln, ist es sinnvoll, sich an einen Therapeuten zu wenden.

Sich Hilfe zu holen ist keine Schwäche!
Es zeugt von Stärke

Hierzu gibt es verschiedene Therapiemethoden, um mit dem Patienten gemeinsam einen Weg aus dieser Situation zu finden. Der Patient lernt, nach und nach sein Potential auszubauen, um selbst für sich einen Weg aus der Situation zu finden.

Psychopharmaka

In schweren Fällen kann es notwendig sein, dass man die Therapie durch die Einnahme von Psychopharmaka unterstützt. Wenn es z.B. durch die Anpassungsproblematiken zu einer Depression kommt, eine der Phasen deutlich zu lange dauert oder zu intensiv ist, oder es sogar zu suizidale Absichten kommt, sollte der Patient dringend einem Psychiater vorgestellt werden. Kann der Patient nur mit Psychotherapie nicht ausreichend behandelt werden, wird es nötig werden, eine begleitende medikamentöse Therapie einzuleiten.

Oftmals werden Psychopharmaka auch in Verbindung mit Schmerzmitteln gegeben, da chronische Schmerzen auch Einfluss auf die Stimmung haben. Antidepressiva wirken positiv auf die Stimmung ein und können so in Kombination mit Schmerzmitteln zu einer deutlichen Verbesserung der gesundheitlichen Gesamtsituation verhelfen.

Wie lange eine solche Therapie dauert, ist individuell sehr unterschiedlich. Es kann von ein paar Wochen bis hin zu mehreren Jahren gehen. Antidepressiva sind keine Medikamente, von denen man abhängig wird, sie sollten jedoch immer nur in Absprache mit dem Arzt gegeben oder ihre Dosis erhöht oder verringert werden.

Potenzial Psychotherapie

Leider gibt es viel zu wenige Psychotherapieplätze und die wenigsten Therapiepraxen davon sind auch noch rollstuhlgeeignet. Was aber das größte Problem ist, dass es nur sehr wenige Therapeuten gibt, die sich mit der Prävention und Behandlung von chronischen Erkrankungen auskennen. Dabei wäre es gerade für davon betroffene Patienten so wichtig, dass es zu einer baldigen psychischen und körperlichen Verbesserung kommt.

Was aber das wichtigste bei der erfolgreichen Therapie ist, ist die „Compliance", das kooperative Therapieverhalten des Patienten. Denn nur, wenn der Patient selbst den Wunsch hat, etwas an der Situation zu verändern und mitarbeitet, wird es einen erfolgreichen Therapieabschluss geben.

Therapiemethoden

Nachfolgend werden die wichtigsten Therapiemethoden der Psychotherapie in Bezug auf die Krankheitsverarbeitung vorgestellt. Auch bei den Therapiemethoden gibt es nicht die eine beste Methode, die jedem helfen kann, mit der Erkrankung besser umzugehen. Jeder muss für sich die Methode auswählen, mit der er am besten zurechtkommt. Manche Therapeuten mischen einzelne Therapiemethoden oder arbeiten immer entsprechend der aktuellen Situation mit der in dem Moment am besten ansprechenden Methode.

Psychoanalyse

In den therapeutischen Sitzungen redet der Patient über all das, was er gerade fühlt oder denkt („freie Assoziation"). Indem der

Patient frühkindliche Gefühle, insbesondere gegenüber Eltern und Geschwister, dabei zusammen mit dem Therapeuten wieder erlebt, „überträgt" er seine frühkindlichen Wünsche und Gefühle auf den Psychoanalytiker. Dieser bekommt so die Möglichkeit, die frühkindlichen Situationen und Erfahrungen zu deuten. Man folgt dabei der Grundannahme, dass die Ursachen für psychische Symptome unbewusste innerpsychische Konflikte sind.

Verhaltenstherapie

Sie basiert auf Erkenntnissen der modernen Lerntheorie – davon ausgehend, dass jedes Verhalten erlernt, aufrechterhalten, aber auch wieder verlernt werden kann. Unter „Verhalten" versteht man dabei nicht nur die von außen beobachtbaren Verhaltensschritte und körperlichen Reaktionen. Vielmehr gehören dazu auch nicht unmittelbar nachweisbare Gefühle, Gedanken, Motive und Bewertungen. Weil in der modernen Verhaltenstherapie auch die „Kognitionen", d.h. Denkmuster und gedanklichen Bewertungen des Erlebten verstärkt beachtet werden, spricht man heute von kognitiver Verhaltenstherapie. Psychische Störungen werden nach der Verhaltenstherapie als ein fehlerhaft erlerntes Verhalten in Anpassung an äußere und innere Reize gesehen. Es geht darum, falsch Gelerntes umzulernen oder sich bisher Nichtgelerntes anzueignen. Der Patient wird angehalten und ermuntert, aktive positive Verhaltensweisen aufzubauen.

Eine Verhaltenstherapie ist problemorientiert ausgerichtet. Zu Beginn der Behandlung versucht der Psychotherapeut gemeinsam mit dem Patienten, das eigentliche Problem zu analysieren und das dahinter verborgene Verhaltensmuster zu begreifen. Es geht darum herauszufinden, welche Bedingungen bestimmte Reaktionen des Patienten verursachen oder aufrechterhalten. Anschließend werden die Therapieziele detailliert definiert, die Behandlungsprinzipien erläutert und ein genauer Therapieplan festgelegt. Typisch für die Verhaltenstherapie ist die aktive, übende Mitarbeit des Patienten in Form von „Hausaufgaben" zwischen den Sitzungen. Grundsätzlich steht die „Hilfe zur

Selbsthilfe" für den Patienten im Mittelpunkt, die ihm nach Einsicht in Ursachen und Entstehungsgeschichte seiner Probleme Methoden an die Hand geben möchte, mit denen er künftig im Alltag besser zurechtkommt. Ist das Behandlungsziel erreicht, endet in der Regel die Therapie.

Verhaltenstraining

Im Verhaltenstraining wird das neu zu erlernende Verhalten unter Anleitung trainiert. Dabei werden verschiedene Lösungsansätze mit dem Patienten durchgearbeitet. Es geht darum, dass der Patient irgendwann nicht mehr über den Weg der Lösung nachdenken muss und ganz unbewusst in die gewünschte Richtung geht.

Systemische Therapie

Bei der systemischen Therapie geht man davon aus, dass der Mensch ein Teil seiner Umwelt ist. Wenn es also ein Problem gibt, ist das ganze System auch immer an der Heilung beteiligt.

Psychologische Beratung

Die psychologische Beratung ist eine nichtmedizinische psychologische Maßnahme, bei der es um die Aufarbeitung und Überwindung von Lebensproblemen bzw. Konflikten geht. Der Begriff des psychologischen Beraters ist leider nicht geschützt. Hier werden Psychoedukation, Lebens-, Ehe- & Partnerschafts-, Familien- sowie Konflikt-Beratung, Kommunikationstraining und Coaching als unterstützende Maßnahme angeboten. Dabei werden Ressourcenarbeit, Selbstkompetenz-, Verhaltens-, Motivations-, Sozialkompetenz-, Beziehungskompetenz-Training sowie lösungsorientierte Gespräche als Methoden eingesetzt.

EMDR

EMDR („Eye Movement Desensitization and Reprocessing") ist eine Desensibilisierung und Aufarbeitung durch Augenbewegungen und stammt aus der Traumatherapie. Während der Therapie bewegt der Therapeut entweder den Finger vor den Augen des Patienten oder er stimuliert den Patienten abwechselnd rechts/links mit Berührungen oder Geräuschen, um die eigenen Selbstheilungskräfte zu aktivieren und die belastenden Erinnerungen zu verarbeiten.

Imaginative Verfahren

Zu den imaginativen Verfahren zählen:

- Katathym-Imagative-Psychotherapie (KIP)/Katathymes Bilderleben
- Neurolinguitische Programmierung (NLP)
- Hypnoseverfahren (Klinische Hypnose, Tiefenentspannung, Hypnotische Trance)

Es wird mit der Einbildungskraft und (Auto-)Suggestibilität des Patienten gearbeitet. Dabei werden veränderte Wachbewusstseinszustände genutzt, um mit dem Patienten zusammen an seinem Unterbewusstsein und seinen Glaubenssätzen zu arbeiten.

Gestalttherapie

Bei der Gestalttherapie ist die Grundannahme, dass der Mensch in ständiger Wechselbeziehung zu seiner Umwelt steht. Das bedeutet, die beiden (Mensch und Umwelt) bilden ein zusammengehöriges Feld. Der Mensch handelt als psychosomatische Einheit. Wahrnehmen, Fühlen, Denken und Handeln bedingen einander.

Um sich in diesem Feld entwickeln und entfalten zu können, ist es notwendig, dass der Mensch seine für ihn wichtigen Bedürfnisse erkennen kann.

Körpertherapie

Bei der Körpertherapie geht es um die Körperhaltung und die Bewegungsabläufe, und ist im Bereich von Querschnitt sehr wichtig. Dabei handelt es sich um Physiotherapie, Ergotherapie und Massage. Warum taucht dies bei der Psychotherapie auf? Ganz klar, weil der Körper als Ganzes gesehen wird und da der Körper dem Geist folgt (und umgekehrt), kann es der Psyche auch nur besser gehen, wenn der Körper entspannt und ausgeglichen ist.

Psychotraumatologie

Es geht hierbei darum, das Trauma, was ja durch einen Unfall oder die einschneidende Erkrankung des Betroffenen aufgetreten ist, auch als solches zu behandeln. Traumabehandlungen sind in der Regel sehr intensiv und mit extremer Angst und Hilfslosigkeit besetzt. Es bedarf einer sehr einfühlsamen Therapie.

EFT

„Emotional Freedom Techniques“ ist eine Klopftechnik aus der energetischen Psychologie, durch die es zur Linderung von Stress und psychischen Störungen durch die Stimulation von Akupressurpunkten kommt.

Entspannungstechniken

Es gibt eine breites Feld an unterschiedlichen Entspannungstechniken. Dabei kann der Patient die für ihn am besten passende auswählen. Hierzu zählen Entspannungsmethoden wie Progressive Muskelentspannung nach Jacobsen, Autogenes Training, Hypnose, meditative Techniken, Yoga etc. Sie alle helfen, innere Ruhe und Gelassenheit zu finden und weiter zu stärken, mehr und mehr Dinge, die im Grunde unwichtig sind, loszulassen und Ihren Geist und Ihre Psyche so weit zu entängstigen, dass Sie sich „gelassen dem Strom des Lebens überlassen“ können.

Auch Ängste und Panikattacken lassen sich dadurch vertreiben oder abschwächen, indem Sie Dinge tun, die Sie zumindest vorübergehend auf andere Gedanken bringen und von Ihren Sorgen und Nöten ablenken. Gerade mit Hypnose lassen sich Ängste, Panikattacken und Schmerzen sehr gut in den Griff bekommen. Dies kann der Patient durch Anleitung sehr schnell lernen und in seinen Alltag mit einbinden.

SE – SOMATIC EXPERIENCING

„Somatic Experiencing“ ist eine körperorientierte Form der Traumatherapie. Die Theorie dahinter ist, dass der Prozess einer Überlebensstrategie aufgrund der Traumafolge nicht vollständig

durchlaufen wurde.
Dieses wird in der Therapie nachgeholt

Hilfreiches

ERSTE-HILFE-Koffer

Der Erst-Hilfe-Koffer kann ein Koffer (aber auch eine andere Box) sein, in den Sie all das hineintun, was Ihnen in einem zukünftigen schlechten Moment helfen kann. Hier sind ein paar Ideen, was Sie hineinlegen können, Ihren eigenen Ideen sind aber keine Grenzen gesetzt.

- Telefon-Nummer des/der besten Freundes/Freundin
- Glückstagebuch
- Glücksglas
- Erfolgstagebuch
- Tafel Schokolade oder Süßigkeit die man liebt
- Lieblingsmusik (CD, USB-Stick, I-Pod, …)
- Lieblingsfilm
- Witziges (Hör-CD, Film, Comic, Witzebuch)
- Angenehmer Duft

Lektüren

Ich habe lange nach Büchern gesucht, die ich Ihnen empfehlen kann, doch leider ist die Auswahl in diesem Bereich nicht sehr gut. Was unter anderem dazu geführt hat, dieses Buch zu schreiben.

Für die einzelnen Erkrankungen jedoch gibt es viele Bücher. Diese hier alle aufzugeiben ist etwas zu viel. Also haben Sie bitte nachsehen.

WEBSEITEN

www.fgq.de — Fördergemeinschaft Querschnittgelähmten in Deutschland e.V.

Informieren, Helfen und Fördern

Eine Querschnittlähmung ist nichts, das nur anderen passiert. Die FGQ hilft Betroffenen und Familien, sich mit der neuen

Situation auseinanderzusetzen und das Leben unter den neuen Bedingungen, zu gestalten.

Dazu gehören folgende Punkte

- Querschnittlähmung: Was muss man wissen, worauf muss man achten.
- Ernährung und Darmmanagement: Was lässt sich ändern, was kann optimiert werden.
- Hilfsmittelversorgung: Wer zahlt was.
- Mobilität: Rollstuhl und Kfz
- Sozialrecht: Ansprüche und Pflichten
- Beruf: Umschulung und Neuorientierung
- Architektur: notwendige bauliche Veränderungen
- Freitzeit: Hobby, Urlaub, Sport
- Tagesstruktur: aktive Selbstorganisation.

Darüber hinaus gewährt die FGQ finanzielle Einzelhilfe bei nachgewiesener Bedürftigkeit, z.B. bei:

- Weiterbildungsmaßnahmen
- Auslandssemester
- notwendigem Ausbau von Wohn- oder Unterrichtsräumen
- Rollstuhl- und Mobilitätstrainings
- Ernährungsworkshops

und vieles mehr.

www.fgqzulm.de — Fördergemeinschaf für das Querschnittsgelähmtenzentrum des Rehabilitationszentrum Ulm
Ist eine Anlaufstelle für Betroffene aus Ulm und um Ulm, an die sie sich wenden können, wenn es in Zeiten immer knapper werdender finanzieller Ressourcen darum geht, im Einzelfall zu helfen und die soziale Rehabilitation und Integration von Betroffenen zu unterstützen.

www.drs.org — Deutscher Rollstuhl-Sportverband e.V.
Hier findest du alles Wissenswerte rund um Sportarten, die man mit dem Rollstuhl machen kann. Unter anderem sind dort auch die entsprechenden Ansprechpartner für die einzelnen Sportarten hinterlegt, die Ihnen dann weiterhelfen um regionale Anbieter zu finden.

Hollister-lifeBlog
www.hollister-lifeblog.de
Interessante und spannende Berichte aus dem Leben mit Behinderung von den Betroffenen selbst.Erfahren Sie mehr über die persönlichen Erfolge und Erlebnisse in den Bereichen Familie & Beruf, Sport und Reise & Kultur.

www.hubbe-cartoons.de — Phil Hubbe
Karrikaturen für und über Behindertenthemen

www.rotenasen.de; www.humorhilftheilen.de
Internetseiten über Humor für Kranke

www.bmjv.de — Vorsorge und Patientenrecht von der Verbarucherzentrale
http://www.bmjv.de/DE/Themen/VorsorgeUndPatientenrechte/VorsorgeUndPatientenrechte_node.html

Hier finden Sie die Formulare zum Thema Patientenverfügung, Betreuungsrecht und Patientenrecht sowie viele weiter Informationen. Es handelt sich um die Seite des Bundesministeriums für Verbraucherschutz, die als sehr vertrauenswürdig gilt.

Zu mir als Person

Ich wurde 1970 in Hessen gebohren, wo ich mich auch die ersten 21 Jahre meines Lebens gewirkt habe. Durch ein Jobangebot im IT-Bereich hat es mich ins schöne Schwabenländle verschlagen. Dort habe ich dann auch den Vater meiner 2 Kinder kennen gelernt.

Mich weiter zu entwickel und zu lernen gehört zu meinem Leben, genauso wie mich den Auf und Abs des Lebens zu stellen.

Krankheitsbewältigung wie auch Krisen und Trauer gehören zu meinen Themenschwerpunkten in meiner Praxis als Heilpraktiker für Psychotherapie. Zu meinen Therapiemethoden gehören:

- Hypnosetherapie
- EMDR
- Gesprächstherapie
- Trauercoaching.

Des weitern habe ich noch Zusatzqualifikationen in den Bereichen

- Trauerbegleitung
- Psychoonkologie

Bei meiner Arbeit mit Menschen sind mir immer wieder die unterschiedlichen Gedankengänge der Klienten aufgefallen. Am schönsten ist es, wenn die Kllienten dann für sich gelernt haben, ihre Perspektive zu wechseln. Wenn sie dann ihr Leben nach und nach wieder in den Griff bekommen und das Leuchten in Ihren Augen wieder zurück kommt. Ich helfe den Menschen zu zeigen, wie sie mit ihrer Situationen umgehen können. Wie sie ihre Perspektive wechseln können um aus der Situation gestärkt herausgehen können und vielleicht sogar was Gutes darin sehen können. Es ist einfach alles eine Frage der – Perspektive!

Mein Name ist Caren Totzauer und ich freue mich darauf auch mit Ihnen die Perspektive zu wechseln. Vielleicht hat das Buch ja schon ein Stück dazu beigetragen.

Direkte Hilfe

Haben Sie den ein oder anderen guten Tipp für sich herauszeihen können? Dann hat sich die Mühe gelohnt.

Haben Sie noch weitere Ideen, Tipps oder Anregungen, dann freut es mich, wenn Sie diese mit mir Teilen wollen.

Gerne dürfen Sie auch meine Hilfe in meiner Praxis annehmen und mich diesbezüglich kontaktieren. Hier meine Kontaktdaten:

Caren Totzauer
Heilpraktiker für Psychotherapie
Internet: www.heilpraktiker-totzauer.de
E-Mail: info@heilpraktiker-totzauer.de

Oder Sie besuchen mich bei der „Offenen Sprechstunde" im RKU Ulm immer am 3. Dienstag vom Monat von 9-16 Uhr auf der Querschnittstation. Ich freue mich auf Sie!

Nachruf

Ich möchte mich bei allen bedanken, die mich bei der Erstellung dieses Buches unterstützt haben. Allen voran meinem Mann. Er hat mir vor allem in meiner Schweren Zeit durch seine Anwesenheit, seine Geduld und seiner Liebe immer zur Seite gestanden. Auch hat er durch seine Erkrankungen mir die Möglichkeit gegeben die Strategien für die Angehörigen und Umwelt selbst auszutesten.

Bei der Bucherstellung hat mich meine Schwester Heike Schneider sehr Unterstützt. Ohne meinen Lektor Michael Bergmann wäre das Buch wohl bis jetzt noch nicht raus, da die deutsche Rechtschreibung nicht wirklich meine Stärke ist.

Am meisten möchte ich mich aber bei meinem Leben bedanken, das es mir die Möglichkeiten gegeben hat diese Erfahrungen zu machen. So habe ich für mich meine Chance gefunden und meine Berufung .

Allen Menschen, die mich auf dem Weg begleitet haben, allen voran Savina Thielmann die mich durch die Ausbildung zum HPP begleitet hat, möchte ich hiermit noch einmal danke sagen!.

Hoffnung

Hoffnung ist nicht die Überzeugung,
dass alles gut ausgeht,
sondern die Gewissheit,
dass alles einen Sinn hat,
egal wie es ausgeht